CARE

Good Care ,
Good Living

CARE
Good Care ,
Good Living

CARE
Good Care ,
Good Living

care 45

紅色九號
八仙塵爆臺北慈濟醫院救護紀實

作　　者：趙有誠 暨 臺北慈濟醫院團隊 / 口述　吳惠晶 / 採訪
策劃編輯：曾慶方
責任編輯：劉鈴慧
美術設計：張士勇
校　　對：臺北慈濟醫院公共傳播室
　　　　　慈濟醫療財團法人人文傳播室
　　　　　陳佩伶
法律顧問：全理法律事務所董安丹律師
出 版 者：大塊文化出版股份有限公司
台北市10550南京東路四段25號11樓
www.locuspublishing.com
服務專線：0800-006-689
電　　話：(02) 8712-3898　傳真：(02) 8712-3897
郵撥帳號：18955675　戶名：大塊文化出版股份有限公司
版權所有　翻印必究

總 經 銷：大和書報圖書股份有限公司
地　　址：新北市五股工業區五工五路2號
電　　話：(02) 89902588 (代表號) / 傳真：(02) 22901658
製　　版：瑞豐實業股份有限公司
初版一刷：2016年8月
定　　價：新台幣300元
ISBN：978-986-213-718-5
Printed in Taiwan

紅色九號
八仙塵爆臺北慈濟醫院救護紀實

趙有誠 暨 臺北慈濟醫院團隊：口述
吳惠晶：採訪

目錄

為感恩臺灣醫界

全力動員搶救八仙塵爆患者

謹以臺北慈濟醫院

作為全臺搶救醫院

「以愛付出」的五十二分之一縮影

見證臺灣醫事從業人員

奮不顧身、不眠不休的兢兢業業

以搶救生命為使命的職志精神

虔誠祝福四百九十九位

八仙塵爆受創者

與他們的家人們

早日重回生活常軌

序

共創醫療愛的奇蹟

林俊龍 / 慈濟醫療財團法人執行長

　　一年前的塵爆意外，震驚了臺灣社會，亦深深撼動臺灣醫界。這個發生在 2015 年 6 月 27 日的八仙粉塵爆燃事件，導致近五百位年輕人燒傷，第一時間消防、警察、軍人、民間團體全力出動救援，臺灣北部各醫療院所更是同時動員緊急搶救。

　　粉塵爆炸傷者人數之眾多，燙傷程度之嚴重，震驚世界。臺灣醫界面對文獻記載嚴重燙傷病人高達一半的死亡率，各家醫院皆承受極度嚴峻的考驗。

　　但數個月後，衛生福利部公布低死亡率與低併發症等數據，臺灣所展現的醫療水準，讓世界各地的燒燙傷專家讚歎不已。這要歸功於全臺灣投入收治傷者的五十二家醫院所有同仁的努力，這個愛的醫療奇蹟，是政府、醫界與民間共同創造的。

　　感謝政府相關單位的大力協助，如新北市與臺北
市政府的投入；衛生福利部居中調度，除了開放健保
資源讓醫界購買需要的醫療器材與藥品，更充分協調
燒燙傷藥品、藥材、人工皮、人工敷料、清創刀片等
供應，一些必須緊急進口的大體皮膚、輾皮機等，無
不以特急件快速處理，讓醫療照護無後顧之憂。

　　此外，還要感恩臺灣民眾與各界熱心捐助，許多
志工團體關懷陪伴。全臺灣不分彼此，投注愛心，不
但穩定了五百個家庭與親友，也間接穩定了臺灣社會。

　　其實，歐洲國家羅馬尼亞於八仙塵爆發生後約四
個月左右，也就是同一年的十月三十日，首都布加勒
斯特（Bucharest）的某間夜總會，因室內燃放煙火發
生火災，導致三十二人死亡，二百多人燒傷，社會動
盪難安，引發連續多日大規模示威遊行，才短短五天，
總理即宣布辭職並解散內閣。

　　反觀在臺灣，八仙粉塵爆這個令人痛心的意外，
卻因為愛的動能，轉危為安，亦讓醫療從業人員，以
身為臺灣醫界的一份子為榮。分析醫療業在此重大事
件中的投入，一共有兩個面向，一是專業，二是人文。

專業上，我們要求做到最高品質。

其實，這起意外事件發生之前，臺灣的燒燙傷病人數正逐年減少，加上燒燙傷照護屬於人力難以招募的外科，整形外科又屬於外科體系中更專門的領域。燒燙傷照護從急診的急救措施、送入加護病房換藥、多次進出開刀房清創、植皮，直到轉入普通病房開始復健，甚至到出院後的居家照護、復健與定期回診，不但仰賴醫、護、藥、技、復健、營養、社會服務、行政、後勤、志工等各科室間的分工與合作，更需要這許多單位數月經年長時間的配合，才能讓整個醫療照護過程順利，直到病人恢復生活機能、重新工作就學。

而醫療的另一個面向，醫療人文也全然展現。

醫療團隊與志工，不光是照顧病人的身體，也照料傷者的心與靈，甚至關懷他的家人們，這種全人、全時、全家、全程、全隊的醫療過程，正是「全人醫療」最好的寫照。

臺北慈濟醫院在趙有誠院長帶領下，以身為醫療人員的自覺，從啟動塵爆傷者到院前的準備，直到最

後一位燒燙傷病人出院返家休養，不僅醫護藥檢等單
位發揮醫事專業，行政團隊的每一顆螺絲釘亦皆安其
位、盡心盡力。相信其他收治傷者的醫院，也經歷了
類似的過程與困難。在此，感恩所有醫療人員與志工，
你們每一位都是塵爆醫療奇蹟的共同創造者。

　　《紅色九號》這本書，雖無法一一描述其他五十
一家醫療院所的付出，卻是以臺北慈濟醫院為縮影，
或可將臺北慈濟醫院視為一扇窗，讓讀者得以打開視
界，藉著閱讀，深入了解一家醫院遇到大量傷患的緊
急動員過程，與醫院同仁們的心情轉折。

　　誠心推薦並謹以此書致上最高敬意，感恩全臺灣
每一家參與搶救塵爆傷者的醫院；感恩臺北慈濟醫院
與其他院區來支援的每一位同仁、志工。他們不眠不
休、接力守護每一個年輕的寶貴生命，膚慰關懷傷者
的家人。更期待此書能鼓勵有心投入醫療工作者，能
從中感受到從事醫療的價值與榮光。

　　未來的復健之路漫長，衷心鼓勵所有經歷過傷痛的
勇者與家人們，在醫療團隊用生命搶救生命的心血付出

下，穩踩步伐，往光明邁進，醫療團隊與慈濟志工會持
續陪伴，祝福傷者們早日重回職場或校園，發揮生命良
能，用愛回饋社會。感恩！

塵淨光生道感恩

趙有誠 / 臺北慈濟醫院 院長

　　永遠難忘6月27日，那一晚，是創院十一年以來，啟動「紅色九號」搶救大量傷患最嚴重的一次，也開啟了臺北慈濟醫院燒傷照護的歷史新頁。感恩全院同仁在緊急動員時，以合心、和氣、互愛、協力，證明了我們的應變與急救能力，展現出愛的醫療本質。

　　當晚由手機新聞快訊看著受傷人數不斷增加，猜想事發附近的慈濟志工，一定已經出動到現場與各個收治醫院膚慰關懷，身為慈濟大家庭一份子，思考模式都一樣：「災難發生了，慈濟能夠幫忙些什麼嗎？」臺北慈濟醫院距離雖遠，但也是有能力急救的醫療單位，與同仁商議後，決定先將部分急救區備妥，並通知消防單位我們已待命。

　　當第一個重傷女孩由親人送到，院內同時以廣播、

手機簡訊、撥打電話通知「紅色九號」，一下子就有一百二十幾位醫護同仁，與原已就寢的二十多位醫療志工，集合在急診室，分配工作，相互支援。

過去，這樣大面積燒傷病人的收治，並不是臺北慈院熟悉的工作，但一輛輛救護車接續抵達，消防急救弟兄們被汗水濕透全身，醫護眉頭深鎖，到底我們該怎麼做？初步急救後，先有六位病人住進外科加護病房，其中四位插管；另外六個病人暫住到內科加護病房，因為那時已經沒有選擇了。午夜一點多，最後一位到院，還好呼吸照護病房剩下一張床，第一個晚上就這樣初步安置在不同的加護病房裡。

非常感恩新北市政府派員進駐本院並提供協助，衛福部也隨時關心各家醫院需求，調度可用資源，如藥品醫材、加護病房空床、轉院流程、社工關懷等等。

證嚴上人的祝福信與急難救助金，隔日就送到院區。電話裡，上人慈示：「院長，最重要的是要讓每一個家長、每一個家庭能夠把心安下來；唯有我們的心跟家長的心在一起，才能為這些年輕的朋友提供最好的醫療。」在加護病房外面，我親自恭讀慰問信，每一

位家屬聽完上人祝福的信，接到了急難救助金，都流下眼淚。感覺在那個當下，家長們最焦急的盼望，就只是希望所有人都能愛他的孩子像他們一樣。

　　八仙粉塵爆燃傷者將近五百人，北部幾乎所有醫院都超量收治，也幾乎全院召回，暫停休假。眼看不可能將每位病人轉院到燒燙傷專責醫院，整形外科盧主任憂心又焦急的告訴我：「看著這些病人，我覺得他們正在死去。」因為我們醫院的傷者燒傷面積平均超過體表 60%，根據醫界經驗與數據，我們將失去一半。每天早上看到他們的時候，我都會想，應該不是這一位，應該不是這一位……心底堅持著一個都不能少！

　　不斷思考要如何照顧這十三位重傷的年輕人盡全力與死神拔河？如果我讓每一位醫護只做他最專精的事，壓力應該會小一點；集合全院的力量，讓每一件事情都由該科的專家來做，這應該就是最好的醫療。除此之外，感恩慈濟各院區，紛紛伸出援手，一點一滴補齊了我們所需要的，不論是醫藥材、燒燙傷傷口護理教學、整形外科人力等。

　　三百多個日子過去了，還是經常回想那段驚心動

魄卻又充滿感恩的時光。每天早上五點先去加護病房
一一探視每一位傷者,了解每一個細節,七點參加志
工早會,八點開專案行政會議,十二點半開醫療專家
會議,其他時間忙著處理各項事務⋯⋯

　　總有人問我:「為什麼每天精神奕奕,難道都不會
累?」這要感恩塵爆發生前,早已鍛鍊了規律作息,
每天清晨五點多「薰法香」,連線聆聽證嚴上人開示,
凝神做筆記,如同精神食糧,讓我充滿正能量,整天
精神都很好,能專注眼前的每件事,沒有時間感覺累。

　　其實,沒碰到危機,就不會察覺許多埋藏在底層
的細節,原來是這麼地感人。而這些令我感動的人事
物,也是督促自己不能鬆懈的動力來源。

　　從 2015 年 6 月 27 日到 10 月 30 日,最後一位傷
者出院,這四個月當中,醫護團隊平均每天投入一百
六十三位來照顧他們。負責照護的護理師們,很多很
年輕,也很多是慈濟畢業的,他們不分職級、不挑工
作,組成換藥團隊,下班後與休假時間也都全力投入。

　　我很感恩護理師對每一位的傷勢都瞭若指掌,看
著他們為病人刷牙,餵病人吃布丁,會以為她就是這

位病人的家人。但也是為了病人，護理師不能回家，也不願意回家，感恩家人也都支持和體諒。一位護理師的爸爸經常滷一大鍋茶葉蛋，送到加護病房分享，還鼓勵女兒：「妳這樣做是對的！」院區的按摩小站，聽到茶葉蛋的故事，就拿著免費的按摩券，表明要送給醫師、護理師，讓所有團隊免費按摩，紓解疲憊壓力。

　　中午在加護病房的專家會議裡，因為空間小，沒辦法正式的備餐，每個人分得一顆包子，聚精會神面對每一個病人的檢驗數字，討論下一步治療對策。行政團隊自許為強力後盾，與政府機關溝通、媒體訊息發布、開設諮詢專線、設置燒傷專區、處理大量醫療廢棄物清運；社工及志工掌握每一位家屬照顧細節，文山新店區慈濟志工分組陪伴一個家庭，協助處理各項繁瑣事務。

　　傷者除了燒傷嚴重，病況也經常有變化，甚至引發敗血症。腎臟科醫師在會議中提出，想試用一支要價十五萬的人工腎臟來洗去血液中的內毒素？我回他，只要有一絲絲希望就一定要用。二位病人一共用了八支，效果真的不錯，使用的第二天病人就清醒了，血

壓也穩定下來，所有的器官功能慢慢恢復。代理商得知很高興，不但不收費，還再捐給政府使用。

復健之路很長，要長時間穿著又熱又緊的壓力衣，孩子們常常站著無法靜止，又癢又痛。上人很想為他們設計比較不那麼熱、又能透氣的壓力布，大愛感恩科技公司就立即研發，又將不知來回多少次試驗後所研發的壓力布，作成了壓力衣，上人自己先試穿了三天三夜，想親自確認孩子們穿上身是否舒適？真的讓我非常非常感動。

收治塵爆傷者三個月之後，上人行腳到臺北慈院來關懷，有五個孩子回來道感恩，當他們走過我面前時，我流下了眼淚，看到他們有機會再活過來，內心真的很感恩。我對他們唯一的期勉就是：「在健康的時候，要盡自己的力量，發揮良能，幫助其他需要幫助的人。」

有單親的孩子在臺北慈院治療期間，得到啟發，重新擁抱親情；也有一些孩子，過去對生命的意義沒有想那麼多，現在都長大了，回來看我時，臉上是帶著微笑的。父親節時，其中一位彭同學收齊了其他孩子寫的卡片，在家人陪同下，親切地喊著「院長爸爸」，

然後交給我，這真是個令我歡喜又感動的父親節。

八仙粉塵爆燃意外，讓臺灣醫界團結攜手，創造死亡率僅 3% 的世界最低紀錄，多位參與救援的醫師，受邀到美國、新加坡、歐洲等地參加醫學會，分享臺灣「不可思議」的醫療成就。臺北慈濟醫院為全臺灣五十二家救治醫院之一，與有榮焉。

非常感恩大塊文化出版《紅色九號》一書，這段真實發生的歷史片段，如果沒有整理成冊，終將淹沒在時間的洪流裡。感恩本院公共傳播室與人文真善美志工，在塵爆救護期間，完整記錄留存珍貴院史；感恩慈濟醫療法人人文傳播室策劃編輯，深描菩薩身影，見證醫療從業人員對於生命的尊重與熱愛。

每回想起全院同仁奮不顧身搶救塵爆傷者、志工膚慰關懷家屬身影，道再多的感恩、送再多的禮物，都無法表達我內心感恩的萬分之一。《紅色九號》的詳實記錄，對全院來說，就是最好的禮物與最大的肯定。感恩《紅色九號》的考驗，讓全院上下凝聚成一個大家庭，未來不論面對任何艱難險阻，我們都會是彼此最穩妥的支柱。

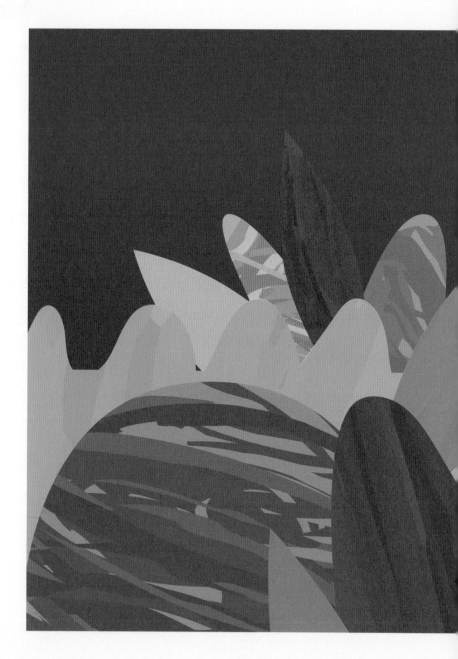

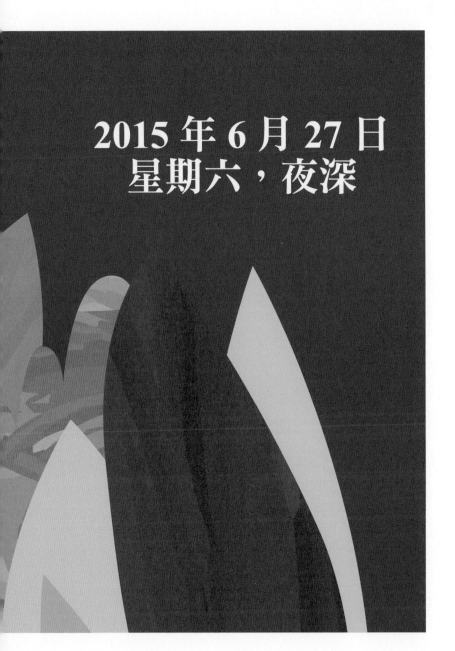

2015 年 6 月 27 日
星期六，夜深

聽到「紅色九號」，全院同仁心頭一驚，因為在臺
北慈濟醫院，這大量傷患的廣播代號，從沒有這樣大規
模啟動過，許多人先愣了一下，接著，許多醫護人員以
最快的速度奔向急診室支援⋯⋯

周末夜的這天

週六又逢學期結束，真是一個讓人想放輕鬆的歡樂夏夜！

晚間九點過後，各媒體開始不斷播出新聞快報：新北市八里八仙樂園，發生粉塵爆炸意外！

電視螢幕不斷播出現場塵爆的影片，在熊熊烈燄中，黑色竄逃的身影，觸目驚心……好多好多的年輕人躺在地上等待救援，幾乎都是大面積的燒傷……

「請你連繫一下新北市消防局救護指揮中心，告訴他們，臺北慈濟醫院可協助救治傷者。」趙有誠院長一得知消息，就先交代急診部的楊久滕部長。

不過，八里的八仙樂園災難現場，附近大醫院不少，到臺北慈濟醫院，至少需要四十多分鐘的車程。第一時間都先送到最近的醫院，加上現場的混亂，讓主責救災人員難以釐清到底有多少人受了傷？所以一時間還無法確定是否送到較遠的醫院。

儘管訊息未明，院長仍然指示要做好各項準備，通知各級主管多收集訊息，主動待命。

九點半左右

急診室何耀燦主任接到一通電話，神色嚴肅，回頭大聲告訴急診團隊：「楊部長說，八仙樂園發生爆炸，聽說有很多人受傷，可能會送到我們這邊來，院長說，無論如何，大家都要先提早做好準備。」

原本就分身乏術的急診醫護們，正忙著接收不斷來求診的病人，忙著處理這些或噁心嘔吐、頭暈、發燒、肚子痛、或車禍等等一堆因突發狀況而來的病患。聽到何主任交代八仙塵爆的最新消息，急診團隊滿臉困惑：

「沒聽說啊，真的有爆炸嗎？」

「到底有多少人受傷？」

一輛疾駛而來的救護車，在和急診負責檢傷的護理師楊媛婷交接病人時，隨車救護員特別提醒：「八仙樂園受傷的人太多了，可能會送到新店來喔！」

十點多

護理師方佩鈺接到通報電話：「學姊，我是 XXX

救護車公司，八仙塵爆傷患過多，附近醫院署北、縣板（註1）也都滿了，會開始往新店送，你們要做好急救準備。」

「現場還有多少人？」佩鈺追問。

「不清楚，應該還有一、兩百個吧，現場很混亂，先打電話跟你們報備。」

「好，知道了。」佩鈺掛了電話，轉身立刻向小組長珮綺報告。

這時院內通報電話響起：「八仙有位傷者會自行送過來，已經確定了。」

媛婷立刻通知大家：「等下會有一床八仙傷患由家屬自行送來，急救區請準備！」

急救電話在此時響起，急診的久滕部長抓起話筒快速回答：「受傷人數激增？我們可以收幾個？我們沒有燒燙傷中心，所以嚴重燒燙傷的可能不行，但輕度燒燙傷的可以，我們院長有指示要盡全力幫忙。目前有多少人要送來？十幾個燒傷15%左右的？可以，我們可以收。」

掛上電話，久滕凝重宣佈：「大家立刻準備，等等

會有十幾個燒燙傷面積達 15% 左右的傷者會送過來……」

十幾個燒燙傷面積達「15% 左右」的傷者即將送來！現場氣氛凝重緊張，急診團隊邊照護原有的病人，邊嚴陣以待，面對醫院啟業以來，最嚴重的大量傷患實戰狀態。

十點四十七分

一輛自小客車飛馳到急診門口，急踩煞車的聲音，讓大家心跟著一凜。

媛婷跑出去接病人，衝下車的媽媽，聲音藏不住顫抖：「我女兒，在八仙塵爆中受傷了。」

媛婷看到一個長相漂亮的女孩，身上披著濕浴巾。

「有辦法出來嗎？我來幫妳。」

「我可以，但是、我好痛！」

當媛婷輕輕碰到女孩手臂時，發現她皮膚非常、非常脆弱的、剝落下來。

「不行，妳不要自己起來。」媛婷立刻出言阻止。

「我抱妳，忍耐一下，旁邊就是病床了。」爸爸努

力用最溫柔的語氣安撫女兒。

　　等女孩一被抱出車外，下半身每處的皮膚，都從身上脫落。

　　媛婷強忍心中驚呼，這是她從事護理工作以來，看過最嚴重的燒燙傷。

　　B治療區響起了急促的呼叫：「急救區有八仙塵爆傷者已經到達。」

　　廖士良醫師第一個衝到，看見如此嚴重的傷勢，也不禁嚇一大跳，檢視確認傷勢後，很快下了醫囑，幾位護理師邊安撫邊拿起生理食鹽水，使勁沖著燒燙傷的部位，一大瓶又一大瓶地澆，地板都淹水了。

　　正準備打點滴的佩鈺不知所措，望著全身燒傷、皮膚脫落的女孩，緊張地問學姊：「四肢都有傷口，點滴要怎麼打？」珮綺立刻接手，冷靜找到血管，安上點滴。

十一點零二分

　　一輛救護車將第二位八仙傷患送達，被抬下來的年輕人，幾乎體無完膚，皮開肉綻、痛到齜牙咧嘴、

全身不停發抖……

　　第二輛、第三輛，一輛輛呼嘯而來的救護車，停滿了急診門口，一床一床的傷者，不停抬下車、送進來，緊急醫療技術員 EMT 的大哥們，早已汗水溼透衣服，邊推著床邊喊叫著：「請讓讓路、請讓讓路。」

　　媛婷檢傷時，飽受震撼：「不是說要送輕度燒傷的傷者來嗎？怎麼都這麼嚴重？這哪裡是輕度的燒傷啊？」

　　急救電話又響起。

　　「我們是新北消防局！等等我們會用巴士載二、三十個燒傷面積 15% 左右的到你們醫院可以嗎？」

　　接電話的醫師馬上回頭問：「楊部長，指揮中心說還有二、三十個 15% 上下的傷者，等一下要送來可以嗎？！」

　　「可以！請他們全部送來！」久滕部長忙得頭也沒空抬的就一口答應。

　　當夜，整形外科值班的林仲樵醫師，才剛到醫院附近的大坪林捷運站出口，迎接遠從高雄專程北上來看兒子的父母親。久不見兒子的林媽媽，滿懷欣喜，

一句話還沒說完，林醫師接到緊急召回的電話，忙招呼父母上車，邊解釋八仙塵爆慘況，邊用最快的速度在十分鐘內趕回急診門口，頭也不回的丟下一句：「媽、不好意思；爸，就麻煩你自己開車回去。」便衝進急診室。

「沖、脫、泡、蓋、送」是在燒燙傷第一時間就應該要完成的動作，等送到醫院之後，醫療團隊要做的就是介入治療。

可是仲樵第一眼看到的病人，是衣服還黏貼在身上，必須用剪刀小心翼翼、慢慢、逐步地把衣物剪開，環顧四周，每位傷者的頭髮上都是五顏六色粉狀的不明物，因為是夏天，讓少了衣物護身的大面積體表，燒傷更為嚴重。

院內的急診室分為治療區 A、B，留觀區 C、D，就在送來四位傷者之後，大家迅速先將 B 區淨空，同時把相關醫材準備好，並通知加護病房待命。

院長、張恒嘉副院長、喬麗華主祕一起趕到急診，院長啟動大量傷患的緊急動員令，值班護理長蔡碧雀，立刻通知總機對全院廣播：「急診室紅色九號、急診室

紅色九號！」

聽到「紅色九號」，全院同仁心頭一驚，因為在臺北慈濟醫院裡，這個大量傷患的廣播代號，從沒有這樣大規模地啟動過，許多人先愣了一下，接著許多醫護人員以最快的速度奔向急診室支援。

擔任病房總值的腎臟內科醫師彭清秀，立刻到急診室待命，通知加護病房做好各項接收準備。這個時間點正值大、小夜班交接班時間，小夜班護理同仁主動留下來幫忙；而要處理燒傷的三名整形外科醫師都被緊急召回，盧純德主任雖然人在桃園，馬上驅車趕回醫院，急診室所有醫護人員包括林彥伯、陳建生醫師也用最快速度趕回來。

這一夜

「急診室紅色九號！」大量傷患的緊急動員令，除了嚴陣以待的醫療團隊外，總務室的吳晶惠主任第一時間立刻通知在宿舍的所有同仁緊急集合。擔心廣播有人會沒聽見，還頻頻請大家趕緊用 LINE、用簡訊、用各種聯絡方式，傳遞召集訊息。

　　已經集合在宿舍大廳的醫護同仁，一直走來走去等待接駁車，有人問：「還要等嗎？還是我們有車的自己先開車，能先載幾個同事回醫院就先載幾個趕回去？」其實從廣播到集合，不過是幾分鐘的時間，身為醫療人員的使命與責任感，讓他們覺得少等幾分鐘，也許傷患就能早幾分鐘得到照護。

　　兩輛接駁車出現在宿舍門口，晶惠突然腦筋一片空白：「剛才忘記要通知司機了，怎麼辦？是誰開車過來的啊？」定睛一看，是警勤組的張立德組長和職業安全衛生室湯明勳主任，情急下親自擔任司機；原來各級主管在塵爆發生不久已接到院長指示，早就回到醫院待命，怎麼做能更好更快、更有效率，這種不分你我、立刻補位的精神，讓晶惠動容。正要開車時，騎著摩托車趕到的總務室江政陽立刻跳上車接手駕駛。

　　支援的人越來越多，連在宿舍就寢的慈濟醫療志工們一接到訊息，馬上起身整裝列隊回到院區。志工領隊王美秀在院區門口看到幾位女生衝了進來，心想「該是家屬吧？」她們卻直衝櫃檯圍著問：「需要幫忙做什麼嗎？」、「我是回來支援的，看要做什麼都可

以……」

　　她們都是剛下班或正在休假的護理師，正和家人、朋友相聚的她們，接到緊急召回訊息，連衣服都來不及換，毫不猶豫地用最快的速度趕回醫院，這一夜，陸陸續續趕來支援的同仁超過一百二十位，他們將心比心、爭分奪秒的全心投入搶救。

　　救護車接力送來傷患，急救區躺滿了「非常嚴重」的燒燙傷病人，慘烈的哀嚎聲，令人不忍聽聞，急診的地板，因為使用大量的生理食鹽水沖洗傷口，而一整片溼淋淋……

　　總指揮的院長，一看到從桃園趕回來的整形外科主任純德：「現場所有同仁都可以調度，請你協助分派任務。」因為燒燙傷是整形外科醫師的專長。

　　純德主任迅速檢查過傷者狀況，發現每一位都顯現口渴、血管乾癟、整個人飽受驚嚇、雙眼無神狀態，有人陷入茫然，有人大聲喊痛。

　　「給每位病人兩千 CC 的 Lactated Ringer's Solution（林格氏液點滴），要快！」在高速公路上飛馳時，純德主任計算過，傷患大約是八點半的時候受到燒燙傷，

送到新店來已經將近三小時失去皮膚保護，體內水分喪失過多。燒燙傷病人通常在十二小時內會引發死亡的原因是休克，必須趕在休克之前大量給水，而且必須是一般正常人的十倍點滴，才能讓血管膨脹起來，保持循環順暢。

在這場生死拔河的戰役裡，臺北慈濟的三位整形外科醫師，任務艱鉅。

半夜十二點

第一位到院傷者，處置完畢轉入加護病房。

急診的急救區，擠滿一床床的傷患……其他單位前來支援的醫護，因不熟悉物品擺放位置，東奔西跑四處找醫材。陸續趕到醫院的家屬，焦急地就地攔截醫護人員，拼命詢問傷患狀況……來不及撤下的泳圈，隨著病人一路送進急診。滿地都是沖洗傷口過後的水漬、敷料、耗材外包裝……在半夜十二點的數小時人仰馬翻中，這一切、若是如夢般不真實，該有多好！

每位傷者身邊都有七、八位醫護圍著，打中央靜脈導管跟動脈導管，清傷口、上藥膏、注射抗生素、

安置導尿管，還要安撫傷者恐懼與不安的情緒……

　　光是上點滴跟包紮傷口，就忙翻了所有人，因為一次湧入十幾位全身都是大面積燒傷的病人，必須有人協助抬手、抬腳，要非常非常輕輕的挪位、才能上藥、包紮。

　　醫護人員得跟時間賽跑，擔心傷患沒了皮膚的保護會失溫，動作必須要快、要準、要千萬溫柔；每一位傷者的點滴注射位置，都是「傷裡尋它千百度」，偏偏點滴又是最重要的治療動作，可是皮膚被燒灼的嚴重度，讓尋找血管成為護理師最嚴苛的挑戰。

　　這些年輕的孩子，有因重傷而眼神空洞、對聲聲呼喚恍若未聞的；有意識猶存的，會哭喊哀嚎：「幫我，我好痛、好痛哇！」有整個臉腫脹到失去意識的，甚至休克必須插管急救的……

　　清潔人員不停地又拖又擦，擔心有人忙中失足滑倒；傳送人員用小跑速度運送氧氣瓶、推敷料車……

　　急救電話猛然響起，久滕部長一接：「要送二十個過來？15% 上下的傷者？這和剛說要送來的二、三十個是同一批嗎？對，剛才有說巴士要送來二、三十個，

如果不同批的話，我們這邊已經滿了……」

　　天啊，一場塵爆，到底總共傷了多少年輕的孩子？碎了多少父母的心？醫療團隊沒有時間思考，也沒有心情去多探問，眼前的每一分每一秒，病床上的傷者，在苦苦掙扎求生，醫護人員，都卯足力量和死神拔河、在生死間競技。

　　一輛救護車奔馳到急診門口，幾乎是全身焦黑、沒有一處皮膚是完整的傷者被送進來，護理師焦急得大喊：「備 Endo（氣管內管）備 Endo ！」

　　「這床休克了、快、on Endo ！」

　　趕過來評估的醫師，馬上要求：「立即插管，馬上增加點滴的壓力。」可是，要先給藥才能插管，但是這體無完膚的傷勢，點滴要怎麼打？

　　醫護們圍在病床邊全力試了又試，點滴就是打不進血管，以血管幾乎等同乾扁的情況，要打上點滴的困難度是平常的數十倍。在場的醫護們個個心懸在半空中，萬一真的打不上，病人很快就會面臨死亡！

　　不得已的最後辦法，就是當場做靜脈切開術（Venous cut down），把肌肉切開、找到血管，從靜脈注

射。但這種方式不但讓傷者遭受極度痛楚，對後續照顧上也更增加風險。找來相當有經驗的麻醉科醫師出馬，終於從中央靜脈打上了點滴；大家都忍不住相視、鬆了好大一口氣。成功建立點滴管道後，要趕快輸液，用慢慢的滴已經來不及，要跟時間賽跑，於是加上「輸液加壓袋」將點滴快速擠進傷者體內，要搶分分秒秒的黃金救援時間，終於、總算，暫時穩定了病人的生命徵象。

凌晨

就在全院醫護忙得不可開交時，留觀區內的其他急診病人家屬，耐不住等待，走到治療區大聲質問醫師：「你到底要我們等多久？我媽媽肚子很不舒服，都拉不出來，剛剛你給的瀉藥沒用，你們到底什麼時候才要處理？」

醫師邊開醫囑邊解釋：「麻煩再等一下，現在臨時有大量燒傷的傷患，情況都很嚴重需要急救──」

「他們燒傷干我什麼事？」家屬事不關己的對嗆。

醫師口氣也急了起來：「就跟你說現在有大量重症

傷患進來，我們得依照急救的順序處理，請在那裡等一下，我馬上就會去處理。」

真是有人起鬨、就有人跟進。

另一邊治療區，有病人大聲抱怨：「你們這是什麼醫院，治療這麼慢……我幹嘛還要三更半夜來跑急診？」

護理師小跑過去安撫：「醫生剛已經先幫你處理過了，等一下就會幫你打針，現在因為有大量傷患……」

「我現在、就要、馬上處理，不然我要叫記者來，你們這是什麼服務態度？」氣急敗壞的病人越叫越起勁。

「凡事都有先來後到啊，難道我們其他躺在急診床的就不是病人啊？」

唉，看來急診的檢傷分級制度，還需對急診民眾及家屬再宣導衛教……

幾個不明就裡，大呼小叫的病人與家屬，嚴重干擾到其他病人，忙到滿頭大汗的醫護，只能無奈的抽身回頭來處理。

急診，不是先來先看，而是「危急」的先看，這才是急診存在的重要原因！急重症病人的生命稍縱即

逝，醫護人員以搶救生命為首要目標，輕重必須有所取捨；所幸後來陸陸續續來掛號的急診病患，看到現場的搶救情況，都願意配合先等待，有的甚至心疼地說：

「這些孩子好可憐，你先處理他們，我可以等一下。」

一直到所有傷者陸續處置完畢，三位整形外科醫師輪流簽床，最後一位送進加護病房後，初步救治階段達成，急診搶救的第一線任務也暫時告一段落。時間，已經是隔日的凌晨兩點多。

三個多小時的忙亂之後，急診治療區、急救區地板上到處是敷料、紗布、布毯、大量沖洗傷口後的水漬，所有現場同仁不分你我，把能拿到的清潔工具都拿在手，開始掃水、撿垃圾、快速清理，整個急診室很快又恢復井然有序，還來不及喘口氣，又接著忙繼續進來的急診病人，雖然多是發燒、感冒、拉肚子、頭痛……

之前來到急診的病人或家屬，都會不停催促：「小姐，動作快一點、快一點！」要不就迫不及待東張西

望：「啊醫生咧？怎麼都沒醫生來看一看？」

　　這一夜，可能是新聞不停播報，也可能是他們眼睜睜看著醫護人員的疲累，大部分病人與家屬靜靜等待，沒有催促，感同身受的他們，默默以行動來表達支持。甚至會對經過身邊的醫護，輕聲加油打氣；讓醫護心中，流過一股暖流。

　　急診的護理長黃俊朝，在接到召回電話趕到醫院時，看到碧雀在現場指揮協調，讓他心中大定，原來值班護理長碧雀以前是花蓮慈院急診室的護理長，經驗豐富讓俊朝十分放心，忙轉身去記錄傷患資料，在加護病房與急診間跑來跑去；凌晨兩點多，他發現急診小夜班的護理師們十二點就該下班了，卻還留下沒走。

　　「回去休息吧！」俊朝勸她們。

　　「回去也睡不著，想等看看，也許，能再多幫些什麼忙。」

　　「我們想要去加護病房幫忙，那裡的同仁一定非常辛苦，光是一個病人就要處理很久，更何況那麼多個。」

俊朝好感動，這一夜，所有同仁自動自發，把滿腔熱血與醫療專業發揮得淋漓盡致，這種無私的奉獻，何嘗不是人性光輝的一面，沒有計較、沒有不耐煩……，俊朝安撫她們：「傷患都已經送到加護病房了，目前有其他人接手，妳們也累了一晚，還是先回去休息吧；照顧燒傷病人，是場馬拉松式接力賽，大家都要有足夠的體力才行！」

凌晨兩點多，急診逐漸恢復常規運作，而另一處燈火通明的地方，是進入生死交戰的加護病房。

稍早，當仲樵醫師戰戰兢兢陪著第一批傷患到達加護病房時，驚訝地看到各科主治醫師紛紛趕來支援，胸腔外科程建博主任一開口就說：「要我做什麼都 OK，我可以。」平常在醫院，像是插尿管之類的治療，都由比較資淺的住院醫師來做，但是這一晚，資深主治醫師們不但主動幫忙，連許多瑣碎的醫療事項，也細心協助處理。

在加護病房中，三位整形外科醫師先一起巡視每一個人的病況，計算相關數據、尿量，隔天的抽血檢查、照 X 光……，再一一和護理師們確認醫囑；接著

分配十三位病人的專責醫護，再由主治醫師們分別做檢查，詳細了解自己負責的病人目前狀況；最後再交由三位醫師共同討論，再度會診確認每位傷患的病況。塵爆第一夜的驚天衝擊，在所有傷者的生命跡象穩定了下來後，才算暫時告一段落。

　　王樹偉醫師絲毫不敢鬆懈，他憂心明日以後，將開始一次又一次的清創、植皮、復健……想到他們將來所要面臨的痛苦，真不知道該慶幸自己是整形外科醫生，還是痛恨自己是整形外科醫生？

凌晨四點

　　燒傷病人都做了最佳處置，三位整形外科醫師理應可以各自回去休息了；仲樵醫師還是不放心，又走向自己專責的區域，一抬頭，看見盧主任和樹偉醫師也不是往離開醫院的方向走，他們同樣又轉進了自己專責的區。這已經是三位整形外科醫師在兩個小時內，第四次巡視病人了。

天、終將破曉

　　雖然，因突發狀況而讓過程顯得混亂，但要做的、應該做的、必須做的，全院同仁卻一件也不馬虎，尤其是建立病人的資料。由於傷者多是著泳裝參加活動，身上沒有任何證件，要如何在第一時間確認身分並聯絡家屬，是十萬火急的，萬一病人失去意識，根本無從問起。

　　社工室的芳茜、資菁、家德等社工師們，分頭收集資料，其中一位傷者只記得南部老家的電話，他眼神滿是懇求：「請千萬不能跟阿嬤說我現在人在醫院，阿嬤八十幾歲了，會被嚇壞的。」林家德嘗試打電話，但又不敢明講，支支吾吾的結果，老人家以為是碰上了詐騙集團。護理師走過來焦急的說：「病人體液大量喪失，萬一意識產生變化，很可能陷入昏迷，一定要想辦法趕快找到家屬。」家德靈機一動，透過臉書展開尋人任務，終於輾轉找到病人的父親。

　　啟動紅色九號的這一夜，即便不是醫護人員的總務室、工務室、資訊室……等許多同仁，在第一時間聞訊都匆匆趕回來醫院，希望多一份人力，能多幫忙做點什麼。

　　晶惠和保管組的明蘭，主動把相關醫材從庫房火速送到急診，保持源源不絕的供應，讓忙亂中的眾人，能很快拿到補給；等傷者送到加護病房，又馬上整理相關燒燙傷醫材，主動送到各個加護病房；之後又到急診室幫忙清理滿地的廢棄物，連原本只是開車送明蘭回醫院的先生和兒子，也主動留下來幫忙。

　　這一夜，藥學部同仁趕回來準備點滴、燙傷藥膏等，值班的藥師許悅心、黃雅雯，一共搬了四百多公斤的藥品……

　　這一夜，獲得通知的家屬，心急如焚地從外地奔波過來，雲林、新竹、桃園……他們滿臉驚恐，看到自己的孩子，怎麼就全身纏滿紗布躺在病床上，想伸手摸摸，又害怕碰疼了渾身是傷的孩子，心如刀割的家屬，有人癱軟到站不住、有人捂嘴悲泣，守候在一旁的志工，緊握著家屬的手、或輕擁著悲傷到難以喘息的媽媽，細聲安慰，端杯水讓他們緩口氣，同仁們則是忙著準備讓家屬休息的地方……

　　這一夜，從晚上十點四十七分，到隔天凌晨十二點三十三分，一個半小時之間，陸續有十三名傷者送

抵臺北慈濟醫院，都是十七至二十七歲的年輕人，燒傷面積從最輕的百分之二十四到百分之九十不等。雖然整晚急救電話不斷響起，讓臺北慈濟醫院以為會有更多病人要送來，但最後確認那些病人都已在其他醫院獲得治療與安置。

　　這一夜，北臺灣大型醫療院所全部總動員加入搶救，總計八仙塵爆總共造成近五百位（註2）年輕人輕重傷，這數字也意味著有近五百個家庭同時遭逢極大的衝擊，想到正在接受急救的傷者，想到幾乎心碎的家屬，整個臺灣籠罩著心疼和不捨，都希望用最大的祝福，為他們祈求平安。

　　天，就快要亮了，晨曦曙光將再現，但這場火吻所造成的傷痛，卻注定是一夜難以落幕，後續漫漫長路，才剛要開始……

註1：

署北、縣板，衛福部臺北醫院、新北市立聯合醫院板橋院區之簡稱。

註2：

根據衛福部統計，當天晚上嚴重燒傷人數共有四百九十九位，其中三十人燒傷程度高達80%以上。

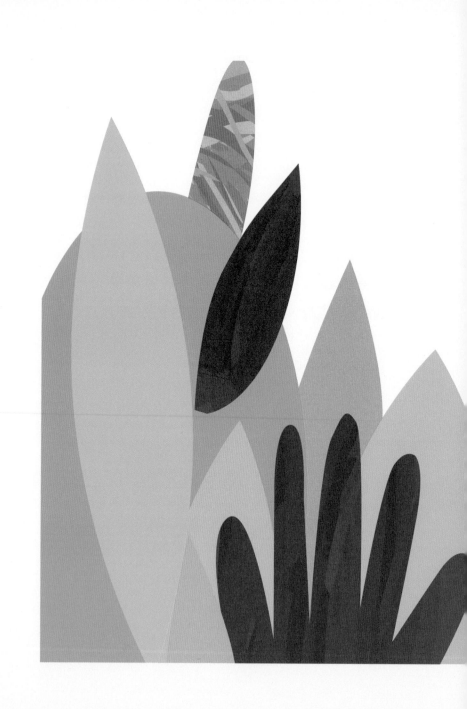

擺渡生死河

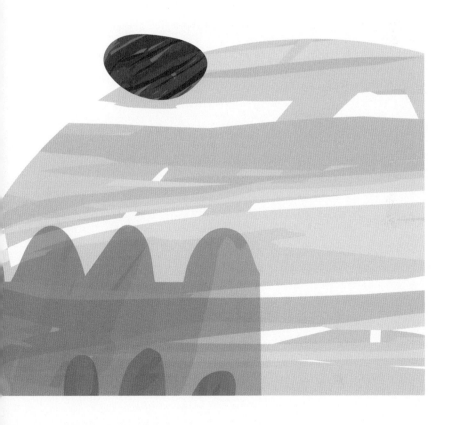

　　「臺北慈濟醫院雖然沒有燒燙傷中心，但我們一樣會盡全力照顧好傷患的。」面對家屬的質疑，嘴巴講講的安撫是沒有用的，要有實際行動，要能展現出讓家屬安心的實力！

　　還記得 2015 年的 4 月，佛陀的故鄉尼泊爾，發生了超級大地震，前往賑災的慈濟醫療團所需的種種醫材補給，全由臺北慈濟醫院一力承擔，兩個月，一共有九梯次醫療團前往，徐榮源副院長正好是最後一梯的領隊，6 月 25 日返臺的他，整個人變黑也變瘦了。當支援尼泊爾任務終於暫告一段落，沒想到，才過了兩天，6 月 27 日，八仙塵爆發生，為全院帶來更大的挑戰與承擔。

　　院長知道幾乎所有同仁都忙壞了，醫師們個個眉頭深鎖、憂心忡忡；因為臺北慈濟醫院過去不是治療燒燙傷的主責醫院，又只有三位整形外科醫師，照顧這樣大面積燒傷病人，一向不是主要的任務。盧主任在事發當夜，傷患送進急診時，就焦急又迫切地報告院長：「他們傷太重了，一定要盡快轉到專責醫院，不然、可能都會死！」

　　沒錯，應該要轉院！應該要送到有燒燙傷病房的大醫院，應該要……但是塵爆傷者高達 499 人，全北部醫院的燒燙傷病房、加護病房，甚至一般病房全都爆滿了，若硬要將他們塞進已經滿床的其他醫院裡，

在醫護人力、醫療空間有限的窘境下，這些年輕的孩子，真的能獲得更好的治療嗎？

院長陷入苦思：「我們必須承擔起來，我知道這件事很困難，但無論如何都必須盡全力去做。」下這個決定很困難，單是「轉不轉院」都讓人思前想後、飽受煎熬，為了病患著想，目前最好的辦法就是——承擔下來！雖然院長這麼想，可「承擔下來」並不是他一個人的事，而是整個醫院得通力合作、動員持久戰的大事；一旦承擔下來，不是幾天、幾周，而是長達幾個月、甚至更長時間的照護，就算同仁們戮力以赴，後面的路不算短，總不能讓大家都陸續體力不支。

救治這些重傷的塵爆傷患，就像在和死神拔河，豈能有片刻走神疏忽？所謂要有的「萬全準備」，當然也要讓辛苦的同仁們，能從超負荷的忙碌中全身而退，而不是救了傷患，垮了醫療團隊！想要決勝千里，院長明白這需要有縝密的運籌帷幄……

2015 年 6 月 28 日，星期天

周六夜的這場塵爆意外，才一個晚上的時間，就

幾乎耗用掉大臺北地區的救難與醫療人力，不只是人力，難以想像的是「醫療資源調度」也出現了難題，考驗著每家醫院的緊急救護單位，在這驚爆之夜過後──

清晨五點

院長站在加護病房的長廊上，環視著一床又一床傷者。他們還這麼年輕，年齡最小只有十七歲，最大也不到三十，他們還有很長的未來，若是就這麼走了，白髮人送黑髮人之痛，情何以堪？父母將多麼的傷心欲絕？院長心中湧起強烈的堅決意志：「絕對不放棄任何可救的生命！」

根據文獻統計，燒燙傷面積若達 60% 以上，死亡率高達一半，而眼前這些躺在病床上的年輕人，燒燙傷面積平均都在 60% 以上，最嚴重的甚至高達 90%，死亡率高達一半？那麼躺在這裡的傷患，誰將成為撐不下去的那一半？

「不！一個都不能少！」院長挺直背脊，他知道接踵而來的困難將如滾雪球般，他一定要無所畏懼的

扛起、頂住。

　　天才亮沒多久，醫院的總務室、藥學部忽然沸騰了起來，所有人都在想辦法和醫藥材廠商聯絡，急著調度燙傷繃帶、彈性紗卷，燙傷藥膏、白蛋白注射劑……

　　「還好我搶得快！」總務室的明蘭慶幸著：「早上七點我就開始找廠商調貨，幸好還有庫存，業務好心問我要不要再多備一些貨？我說好。沒想到他繞回倉庫想再多搬一些時，倉庫竟然空了，所有業務都親自衝進倉庫搶搬貨，因為大臺北收治塵爆傷患的每家醫院，都在大量追加醫藥材。」

　　藥學部跟廠商調到相關藥品後，本想星期一再開貨車去載回醫院，結果到了下午就接獲護理部通知：「院內所有燙傷藥膏，已經全部用完了。」立德組長和桂萬馬上開車直奔宜蘭，把暫時寄放在同仁家中的燒燙傷藥品載回醫院應急。但這樣還不夠，藥學部和總務室分頭打電話向自家的花蓮、臺中、大林慈濟醫院請求支援，雖然是假日，六院同心不分彼此，值班同仁二話不說，報備主管後，快速清點醫材庫存，即刻

寄送給臺北慈濟醫院。

　　醫藥材調度問題解決後，院長商請花蓮慈院協助護理人力，因為十三位大面積重度燒傷病人，每天至少需要大換藥兩次，護理師的人力及經驗都非常重要，燒燙傷中心的兩位資深護理師鐸蓉、玟君，在下午五點左右接到支援需求，毫不猶豫地立刻同意，並用最快速度在一小時內做好準備，帶著其他同仁細心準備好的燒燙傷教學資料與表單，趕搭傍晚六點半的火車前來臺北，一到醫院放下行李，就鑽進加護病房支援。

　　這個驚惶未定的星期天，新北市政府社會局、衛生局及新店區公所的人員，陸續到院了解病人傷勢；新店區公所也在醫院內成立臨時聯合服務中心；多位新北市政府主管、國防部副參謀總長都親自到院慰問家屬，表達關心；但627這個周末，一場驚天塵爆，讓全臺灣的心，都糾結在這場意外上。

　　凌晨四點多才從醫院離開的三位整形外科醫師，仍然在早上八點再度會合在加護病房各司其職，不到三小時的休息時間，讓他們的黑眼圈若隱若現。

　　按照既定行程，臺北慈濟醫院醫療團隊要和北區

慈濟人醫會，一起到瑞芳義診。院長儘管一夜未眠，為不辜負早就對瑞芳鄉民們的承諾，還是帶著團隊出發去義診。院內則請值班的恒嘉副長、喬主祕留守坐鎮。

　十點，副院長和三位整形外科醫師一起到加護病房外做病情說明，很多女性家屬雙眼、鼻頭，又紅又腫，想必是哭一整夜吧？平日看似堅強的男人們，焦慮不安讓他們憔悴又緊繃；他們有很多未知的問題，搶著問，可又問得詞不達意；或者，自顧自的，把無法接受的事實，轉化成好的想像，像自我安慰似的反問醫師：「我孩子這麼年輕，他一定挺得過來，住幾天醫院就可以出院了，是吧？」

　聽完醫師的一一解釋，有家屬滿臉茫然、有家屬雙腿發軟幾乎要暈倒、有家屬掩面痛哭……

　「不是我不相信你們，而是你們醫院還這麼新……」「我孩子要轉院。」一位爸爸吼了出來。

　「你們沒有燒燙傷中心？那要怎麼治療我的孩子？我孩子要轉院。」

　「我們一定要轉院、要轉到有燒燙傷中心的大醫

院去……」

　　感染效應似的，病況的現實太超出所想，極度的驚嚇與恐慌，讓家屬們亂了方寸，但、受煎熬折磨的，不是只有家屬、還有醫療團隊。

　　到院的第一夜，緊急處置的是先給予病人點滴，緊接著必須根據每個人的體重及相關數據，來重新計算點滴需求量，因為燒燙傷病人在急性期二十四小時內，水分的調節會失衡，最擔心的不是「渴死」、就是被「淹死」。所謂渴死，是指水分一直往外排，導致病人處於脫水狀態；淹死，是在身體脫水後大量給水，然後因為給得太多，引發肺積水。

　　加護病房中。

　　「咦、怎麼沒有尿？」純德主任發現有一床病人怎麼尿袋是扁扁的：「奇怪，這床有插尿管，但就是沒有尿出來，是不是點滴不夠？這是個危險訊息！」主任馬上做超音波檢查，發現是因為膀胱脹大，導致尿管偏移，馬上重新安置尿管後，瞬間尿液爆衝了出來。

　　「大家一定要一個一個再重新檢查過插管，假如不知道是尿管沒放好，繼續給水，到時候膀胱爆了都

沒人知道，會危及生命的。」主任不放心地重複交代。

在狀況不明的第一夜，醫療團隊抱持著「先收先救，穩定再轉」，原本盤算是先做好初步的緊急處置後，就準備將病人轉到設有燒燙傷中心的專責醫院。但是隨著星期天塵爆消息越明朗，知道北部所有醫院幾乎都已經滿床，臺北慈濟醫院面臨了「無法轉出病人，需即刻開始治療」的現實狀況。

三位整形外科醫師被告知「無院可轉」的消息，一時間愣住了，不是他們沒有治療燒燙傷的能力，而是憂慮以目前手邊的種種設備、人力，真的能夠擔下這個重責大任嗎？要搶救的，可是都還年輕的生命啊！

在瑞芳義診的院長，傳回「無法轉院，必須承擔」的指示，恒嘉副院長深吸一口氣，冷靜地告訴大家：「要有信心，要相信我們有能力、信念，我們齊心盡力做好。放棄比較容易，堅持才是困難的；但我們必須堅持、相信自己可以！這時候，我們要和其他醫院共體時艱。」

原先的「先收再轉」，是為了傷者著想；如今決定

留下所有傷者，全力治療，也是為傷者著想。醫療團隊釐清了肩上的重任，準備告知家屬，眼前整個北部醫界的情況。恒嘉副院長明白，家屬們或許和臺北慈濟醫院是第一次接觸，他們不知道這家醫院或這些醫護好不好？家屬站在想要讓孩子更好的立場，問題難免會比較尖銳，態度難免憂慮焦躁，所以他決定：由三位整形外科醫師和自己，親自對每一個家庭，逐一解釋孩子的病況。

加護病房外。

恒嘉副院長誠誠懇懇面對家屬：「我們會盡全力照顧你的孩子，八仙塵爆受傷的人數將近五百個，目前整個醫療體系的團隊都已經動員起來，大臺北的各醫院都已經收到滿床了；政府現在努力幫各家醫院補充所需要的醫材，請你們放心。」

「滿床了？」

「這下怎麼辦？」

「沒燒燙傷中心的醫院可轉了？」

面對家屬喃喃自語，或空洞、或遲疑的眼神，副院長明白，光靠嘴巴講講的安撫是沒有用的，要有實

際行動，要能展現出讓家屬安心的實力；三位整形外科醫師在一旁有問必答的回覆家屬們的種種憂慮。

　　慢慢地，家屬們因為醫師的耐心與溫婉解說，逐漸冷靜下來，能理解「轉院不見得會讓孩子更好」的實際狀況。

　　整夜哭到眼睛紅腫的一位媽媽說：「知道兒子燒傷面積百分之六十，肺部還吸入很多粉塵，我的心整個都碎掉了。」一位媽媽邊抹著眼淚，邊對醫師們請求：「一定要用最好的藥，拜託你們……」

　　「請一定要救救我的孩子，不管要花多少錢……」家屬拉住了醫師的衣袖，哽咽難言，一再拜託，副院長連忙出手攙扶住。

　　「孩子被燒得體無完膚，如果要植皮，可以從我身上割，多少都沒關係，我只要我的孩子好起來……」

　　隨著新聞媒體鉅細靡遺的追蹤報導，陸續接獲消息來探視的不只是至親，還有其他的親朋好友同學。快接近中午，加護病房外的等候區擠滿了人，其中一位病人甚至有多達二十多位的親友團前來關心。擔憂的語氣與聲聲長吁短嘆在彌漫，聽來讓人不捨。

　　副院長與志工商量著該怎麼緩和緊張浮動的氣氛，讓家屬不至於情緒崩潰，家人才是病人最強大的信心來源與依靠！慈濟志工們急忙準備了代表平安的蘋果，一一送給守候的親朋好友，並且邀請大家一起用虔誠心念，祈求躺在加護病房裡的傷者，能早日脫離險境，平安回家。當〈祈禱〉的前奏響起，這一刻，騷動不安平息了，在場每一個人都合起雙掌，閉上眼，專心祈願祝福。志工則是代替親友們大聲唱出他們心底的祝禱，「……我的心念上達諸佛聽……」，祈求心肝寶貝能早日脫離險境，平安回家。

　　燒傷治療就是與時間賽跑，醫療團隊沒有絲毫鬆懈，護理師時時監控每位傷者的各項生理指數，三位整形外科醫師抓緊時間檢查病況有沒有變化？包括血氧濃度、酸鹼度、血壓、尿量等等，意識是否清楚？有沒有出現「腔室症候群」？需不需要進行焦痂切開術？

　　燒燙傷發生後的二十四小時之內，是搶救的重要關鍵期。根據醫療準則，此時期只要燒燙傷嚴重，幾乎都會進行焦痂切開術，因為切了最保險，以避免看

不見的危險；但萬一，病人不需要呢？

　　焦痂是燒燙傷後形成的疤痕，當燒燙傷達三度以上，皮膚會失去彈性宛如硬梆梆的皮革，此時若發生組織腫大將不易被察覺。一旦沒有及時處理，會壓迫到血管、神經，導致壞死，甚至截肢。因此在清創手術中，通常會進行焦痂切開術，把宛如死皮的皮膚切開，以釋放內部壓力，並讓新的組織能生長。

　　把死皮切開，讓它可以放鬆，血液才不會流不過去。「假如是全身燒傷甚至無法呼吸了，可能立刻就會死掉，這時必須把前胸整個都切開來處理；也就是焦痂切開，若是傷到筋膜，還要連筋膜一起切開。」純德主任描述焦痂切開術的執行過程。

　　切開「死皮」，病人會不會痛呢？

　　「切，是在病人清醒的情況下，打嗎啡、直接用刀片劃開整片焦痂；一劃，皮就繃開了，肌肉就出來。整個過程很像古代的凌遲酷刑，雖說是三度燒傷，但有些病人的神經還是會有感覺，不可能完全不痛，會有多痛？要看病人受傷的程度、他的耐受度。」因為是「不麻醉」之下做的手術，病人會很痛很痛，所以純德

主任不肯輕易做焦痂切開術，雖然知道，萬一漏切了死皮的嚴重性，但他更明白若是多切了，病人的痛苦程度會加倍。主任堅持對待病人要有同理心，盡量避免增加已受重傷病人的痛苦。

「這病人要不要切？」當有人問主任時。他都再三強調：「再評估，不要輕易切，一定要仔細判斷再決定。」

到了下午，有兩位病人開始出現發麻、發脹的症狀，這就是「腔室症候群」的表徵，起因是由於身體某部位神經、血管及肌肉，在腔室中受到壓迫，造成血管灌流不足，不趕快處理，將導致組織缺氧而壞死。

整形外科主任加上二位醫師會診，主任謹慎地叮嚀，大家再各自為自己負責的病人詳細檢查，處理完畢，三位再共同檢查一次，確認每位病人的狀態。如此反覆審視每個細節，掌握最細微的病情變化，這三位醫師用最慎重其事的心，呵護著每一位傷者最適合的醫療處置。

「我們寧可花很多時間用心觀察，如果是以病人為中心的角度來思考，仔細去診斷，就不會有什麼疑

問，需要切的就切，不需要就不要做，雖然這要花很多時間再三研判，但是很值得！因為對病人來說，痛苦程度不同，這很重要！」

事發後隔天，在加護病房外與家屬對話，對主治醫師來說是頂艱難的，尤其在解釋病情時，家屬們的反應幾乎都是極度震驚、無法接受、不斷流淚、不願相信；否認、除了不斷否認之外，還是否認！

「孩子的燒傷程度有 80%……」主任話還沒說完——

「哪有？我看前胸後背都還好唷。」

主任想繼續說明病情：「不然，我拿照片給你看看。」

雖然有圖為證，但家屬並不想看照片、或許不忍再次目睹，只自顧重複著：「就明明沒有，我有看仔細啊，前面跟後面明明就沒有。」

不論醫師們如何解釋，家屬的回應一直偏離，只揀自己想聽的，或轉移焦點：「啊～你們是佛教醫院咧，那你們應該會給我們家孩子很佛教的、很好的心理支持……」醫病溝通失焦，躺在病床上重傷的孩子

還處在意識不清的狀態，家屬怎麼會在這個當下談起給予心理支持？

家屬們一直扯開話題，對醫師們針對病情實話實說，不正面回應，不肯面對現實。三位醫師清楚明白，這是很典型的否認期，因為燒傷面積的大小跟死亡率有關，病人有 80% 的燒傷，也代表著幾乎有 80% 的死亡率，家屬根本無法接受孩子正面臨高死亡率的危險事實。

燒傷死亡率是如何計算的？

（年齡＋燒傷面積百分比）× 0.8

以 22 歲的傷者為例，燒傷面積約 93%，死亡率則為 93% ＋ 22 歲＝（115 × 0.8）＝死亡率約為 92%

不論醫生說了什麼，家屬都聽不進去，或者，只揀選自己想聽的，通常他們自顧回答：

「知道、知道了，所以醫師你是說我孩子是會好起來、沒問題的！」

或是——

「以你們的照顧，過幾天就會好了吧？我兒子很快就可以出院回學校上課了對吧？謝謝、謝謝！」

　　「醫生都仔細耐心地解釋病情和整個療程，孩子能送來這裡治療是很好的因緣。」另一位篤信佛教的父親，冷靜地念佛號為兒子祈福。雖然醫療團隊心知肚明，家屬是在對自己信心喊話，但醫師們反而更擔心家屬的被支持度，遇上突發的重大意外衝擊，需要支持的不只是傷者而已，家屬要怎麼熬過一路陪伴的煎熬，真的非常需要「陪伴中的陪伴，支持中的支持」。幸好在臺北慈濟醫院的志工，從當晚就與家屬同在的建立了「別怕，有我在你身邊」的膚慰陪伴之情。

　　有位太太情緒相當不穩定，一想到就大聲責怪先生：「都是你把小孩寵壞了，都是你不管他，讓他想做什麼就做什麼……」她先生低著頭、蜷曲著身體，一語不發的坐在一邊。

　　「醫生已經在努力處理了，讓我們先把心靜下來，不要互相責備，發生這樣的事，爸爸他也好傷心，父母為孩子起衝突，親子天性，孩子感應到會更難過、更害怕的。」志工接著鼓勵家屬用祝福的心來面對，幫孩子多增加一點正能量！

　　加護病房外，總有家屬焦慮來回踱步，頻頻看時

間：「會客時間到了，為什麼說還在換藥？為什麼不能會客？孩子的傷勢變嚴重了嗎？」

志工為了轉移他的注意力，會輕聲提醒：「待會副院長和醫師要來說明病情，你有先想好，等一下要問什麼問題嗎？」

家屬愣了一下：「對耶，等下我要問什麼？我有好多問題想問。」

「先靜下心來想一下，才不會有遺漏，不然等到他們離開了，你又想起什麼事忘了問，心裡反而更不安，來來來，先坐下來，好好想一想。」

志工們的將心比心，溫柔體恤，對走不出驚恐哭泣的、強壓抑情緒的、不吃不喝無法入睡的悲傷家屬，總不離身的噓寒問暖，有時，就一杯溫熱的茶，都能讓家屬們感受到不是孤單在面對未知的溫馨與陪伴。

塵爆當夜，志工組長明雪就趕到醫院幫忙安撫家屬，隔天一大早，由靜玲協調動員志工到院關懷，然後和新店區的慈濟志工趕到慈濟關渡園區，參加北區志工的緊急動員會議，證嚴上人在花蓮以視訊了解狀況，並與志工們討論如何動員與調度人力進行關懷，

不只要將關懷送給臺北慈濟醫院，也要同步關懷被送到其他醫院的傷者。

上人語帶哽咽，慎重交代：「我們必須把每位傷者當作自己的小孩來關懷，要非常的關心！」同時決定對重傷住院者先發三萬元緊急慰問金，各社區即刻分頭進行。

下午一點多，靜玲和志工們以最快的速度將證嚴上人的慰問信、平安吊飾、緊急慰問金都準備好送達臺北慈濟醫院，院長在義診結束後也即刻返回醫院，一起致贈慰問金。

看著家屬們滿臉焦急悲痛，趙院長心情非常沉重，他一字一句恭讀著證嚴上人的慰問函，淚水在眼眶中打轉：

「證嚴無法親臨致意，感恩慈濟人帶著一顆最虔誠的心，雙手奉上一份最真摯關懷與慰問……」

證嚴上人的慰問信

聞訊當下，想到這些遊客都是開開心心，與家人或朋友前往樂園遊玩，卻突然遭受意外，令家屬無不陷入愁雲慘霧中，面對此瞬間的無常，證嚴深感不忍不捨！

事故一發生，慈濟人秉持「人傷我痛，人苦我悲」的精神，即刻前往事故現場協助，並動員人力分數條路線至醫院膚慰焦急無助的家人，以視如己親的愛，呵護著每一個慌亂悲痛的身心，直至隔天清晨兩、三點，也感恩救難人員，不眠不休投入，積極搶救生命。

慈濟人將會以「走在最前，陪伴至最後」的精神，以誠以情，用心關懷陪伴每一個受創的身心，給予溫暖的依靠。證嚴無法親臨致意，感恩慈濟人帶著一顆最虔誠的心，雙手奉上一份最真摯關懷與慰問，願與靜思精舍常住二眾及全球慈濟人虔誠祝福傷者早日康復，親屬家人亦得以身心安頓。人人化悲傷為祝福，彼此勉勵，相互扶持，祈願天下無災無難。

接著，院長親自將慰問金和祝福信送到每位家屬手上，社工師陪在一旁仔細介紹：「這位是某某孩子的媽媽、爸爸……」

家屬大都是邊掉著眼淚邊收下這份祝福，志工也忍不住陪著頻頻拭淚。

其中一位爸爸緊抓著院長的手不放，他哀求著說：「院長、院長拜託你，請一定要給我的孩子用最好的藥……」

「你放心，我們一定會盡全力照顧孩子的！」院長堅定地握著他的手，做出承諾。

2015 年 6 月 29 日，星期一

早上八點整，院長在慈濟部召開塵爆緊急會議，包括院部、內外科部、護理部、總務、工務、社會服務、醫事、資訊、企劃、人文及公共傳播等科室主管，還有志工，一同討論相關醫療及行政運作，並再次確認「不轉院、必須盡全力救治」的決心。

每位主管眉頭深鎖，疑慮被搬上檯面討論：

「我們沒有燒燙傷病房，只有三位整形外科醫師，

又沒有燒燙傷專責團隊，如何收治病人？」

「擺在眼前的事實是塵爆傷者高達好幾百人，北部每家醫院都塞爆了，甚至開始有病人轉往中南部的醫院。」院長再次強調：「我們要想想，怎麼做會讓病人得到更好的治療？這才是重點；其他問題，我們一起想辦法，一起解決。」

再三討論，從意見多多轉成一片沉默，終究是醫者仁心，戰勝了理智的現實考量，大家決定：一起咬牙升級到用「超理智」來挑戰這艱難的任務！接下來，就要開誠布公地討論各項困難，該如何突破了……

整形外科身負重任，趙院長問純德主任：「需要大家什麼樣的協助？」

「病人必須集中處理，並且要進行嚴格的隔離措施，否則會有感染的問題發生。」深思熟慮過的純德提出三大需求：「第一，病人要集中。第二，規劃感染控制動線。第三，成立換藥小組。」

院長徵詢各單位主管意見後，說出內心早已盤算好的腹案：「沒有燒燙傷病房，那就想辦法做出來；醫護人力不足，就盡可能找支援；沒有燒燙傷專業團隊，

那就立刻訓練。」

　　由於病人還分散在外科加護病房、內科加護病房、呼吸照護病房等三個不同區域，最後決定：將傷者全數集中在外科加護病房第三區。

　　負責該單位的芳瑜護理長和珮瑜副護，點頭承接：「燒燙傷者本來就是外科的病人，我們就是外科加護病房，病人現在有需要，我們就全力配合。況且我們也有照顧燒燙傷病人的經驗，只是以前個案比較少，現在一下子有這麼多病人同時入院，所以不是不會做，不是不能做，是應該怎麼去做會更好而已。」這番話，更像是護理師對自己、對單位的信心喊話，對自我的加油打氣！

　　病人集中到哪裡的問題解決了，感染管制中心彭銘業主任表示會全力配套感控標準，重新安排進出路線。但是趙院長想得更深：「我們有辦法把外科加護病房第三區，改成標準的燒燙傷病房嗎？」

　　搶救生命是不能有所遲疑的，工務室主任楊明崇沒有被這巨大的工程問題嚇倒，他回想當初設計加護病房時，曾經考慮過各種可能性，因此在管路、防火

閘門、風管等等，都有機會因勢變化。明崇大膽回院長：「雖然不見得有十足的把握，但絕對可以試試看！」

只是加護病房的氣體通路是「負壓」，燒燙傷病房則是「正壓」，這是完全相反的設計。

院長追問：「同樣一個風車，一邊負壓，一邊正壓，有可能嗎？」

「院長，這個讓我們來煩惱就好了。平時的教育訓練裡，負壓、正壓都會一併列入訓練，這是我們醫院九大系統中的一項，所以同仁們本來就有設立負壓與正壓病房的經驗。」明崇主任打著包票承諾。

院長點點頭：「既然有辦法，就趕快做做看。」

工務室臨危受命，卻沒有任何退卻，明崇主任明知這件工程是很難做沒錯，但一開始的方向正確很重要，也是決勝的關鍵，這件事反而讓他很欽佩院長的決心。

時間飛逝，醫療團隊跟時間賽跑，所有塵爆病人在當天下午就全部集中到外科加護病房第三區照顧。原本有十三位病人，其中一位轉至臺大醫院，一位轉回離家較近的臺中，但加上星期天從中興醫院新轉過

來一位總共十二位病人。芳瑜阿長忍不住心想：「這麼巧，這區的加護病房剛好就是十二個病床，果然都是緣分。」

初期的換藥過程，對病人對護理師都是巨大的煎熬，依燒燙傷輕重程度，平均每位傷者至少需要四至六位護理人員付出約兩小時的時間才能完成，但是照顧塵爆傷者，也不能忽略其他原來的病人。

儘管人力吃緊、調度困難，護理部主任吳秋鳳仍然一力應承，除了從花蓮趕來支援教學及換藥的鐸蓉、玟君兩位護理師，秋鳳主任不斷思索著還需要多少護理人力？院內什麼人適合？人力要如何調度？希望是要有經驗、資深、成熟，最重要還要歡喜做的，因為要照顧這麼重症的傷者，肯定需要更多的耐心。初步和督導們討論後，集合所有護理長開會，請他們提供對燒燙傷有經驗的護理人員名單，並挑出適合的人選。

「我們從各單位挑選出八位有照護燒燙傷經驗、資深的優秀同仁，固定承擔每天兩班換藥，但是估算換藥人力需求龐大，我看還是要再公開召募有意願的同仁來支援。」

　　秋鳳沒有料到的是，當她寄出電子郵件給全護理部同仁，告知非常需要更大量人力時支援時，得到的回應令她振奮，不但報名踴躍，甚至有人立刻回信：

　　「主任，怎麼排班，我就怎麼上班。」

　　還有醫師主動來問：「你們有需要換藥的人力嗎？我太太之前也是專科護理師，可以來幫忙。」

　　更令人訝異的是，有些因為家庭因素，本來要離職的同仁，都主動暫緩或延後離職。原本只是在事發當晚做緊急處理的急診護理師，也因為心繫傷者，主動詢問：「加護病房有需要幫忙的嗎？」

　　這群愛心滿盈又熱血的護理師們，就這樣利用下班及休假時間，排班支援換藥。

　　「我一直覺得自己很幸運，有這麼棒的團隊共事，面對突然而來的事件，卻能這麼合心協力來投入，我不知道這股力量是怎麼產生的，只知道大家願意犧牲休假、難得和家人相處的時間，護理長之間也互相支援，像兄弟姊妹一樣，不用指派，都是主動來，我非常、非常感動，這股力量，也振奮了團隊士氣。」秋鳳眼中閃亮著難以言喻的心情。

應變方向明確了，所有單位立刻同時動起來！

明崇主任在會議結束後，立刻查詢燒燙傷病房的相關規範及法令，包括環境需求、濕度、溫度、乾淨度等，同步召集組內會議：「這件事一定要完成，只是看完成的時間長短而已。」

其實病房的管路要怎麼改，明崇心裡已有數，攤開配線圖，同事們圍在一起詳細討論：

「這裡關起來，這裡開，然後風車從這邊進來，那個地方的出口要裝 hepa（高效濾網）。」

「問題是 hepa 要怎麼裝進去？」

「有一個大的回風位置，把它拆掉，裝 hepa 進去。」

好在院內有備用的「高效濾網」能立刻派上用場，因為這可不是立刻要買就買得到的裝備。高效濾網有一定的制式規格，開刀房、加護病房都有使用，為了讓這兩個重要單位持續保持運作平順，院內平時就有備品可供替換。

工務組決定如何將負壓變成正壓，計畫周詳後立馬分工，才能加快改造工程的腳步，明崇將同仁分成空調組、機械組、硬體裝潢組。空調組先去拆天花板、

備材；機械組接著拉動線；硬體組和管控配合切割……
一切正如火如荼進行時，中午卻接到院長的電話，真
是計畫永遠趕不上變化，另一個變化球又天外飛來。

「楊主任，家屬們都很焦急。不是著急、是焦急，
他們不曉得孩子的狀況，急著想看看孩子，但這時候
是不能看的，我們有很多治療同時在進行；如果人來
人往，很怕會感染。你有沒有什麼辦法？是不是我們
來做一個隔離牆面？讓他們看得見孩子，若聲音可以
聽得到更好，家屬們會比較安心。來做一個透明的隔
屏，好不好？」

明崇主任腦中飛快思索：「如果是仿造防護鉛板（X
光照射的防護鉛板），做一個壓克力的透明板子。這樣
可以嗎？」

「好哇！」院長心中充滿感謝：「好，先這樣試試
看，感恩大家辛苦了。」

其實，院長並沒有要求完成的時間，他知道眼下
的每一件事都不容易，也明白大家的辛苦，但明崇掛
上電話就立刻找廠商張羅材料，並找幾位同仁負責執
行。

「中央是主透視板，兩邊夾板子，再加角鋼夾在外圍。」

「得多厚才能穩固得住？」

「尺寸應該多大？下半部要用三片加厚嗎？」

「螺絲要鎖幾顆、鎖多緊？」

「不能太笨重，要推得動，重點是輪子在碰到阻礙時也不能倒……」

工務組的同仁們發揮強大的凝聚力，在四小時之內，完成了壓克力屏風。

完工的隔屏，馬上被送到外科加護病房，看看是否合用？始終在加護病房忙進忙出的純德很驚訝：「哎唷，怎麼那麼厲害？不是剛說要做而已嗎？」

明崇一笑，心想盧主任實在太忙了，忙到不知時間，才會覺得剛講完，我們就做好了。他提醒盧主任：「其實啊已經過了四個小時嘍！」

純德既佩服又替家屬感同身受：「真的？太好了，剛好等一下，就來得及給家屬會客用。」

這壓克力透明屏風大大解除了家屬的焦慮，讓他們能隔著屏風，呼喚一下孩子，親眼見見孩子的情

況。看著親子之間這樣的互動畫面，工務室同仁們都覺得很欣慰，辛苦有了代價；趕工加班的辛勞，也都被拋到九霄雲外去了。

2015 年 6 月 30 日，星期二

清晨。

在院長指示下達的二十四小時之內，工務室完成了標準燒燙傷病房的基本規模，不論是風管、線路、負壓改成正壓……一切就定位。醫護團隊簡直不敢相信這麼快就真的做到了，萬事俱備，讓大家為之一振。

感染控制中心在規劃動線時，銘業主任和純德主任在與護理部討論後，決定把「進」和「出」的路線切割開，不交叉、不重疊，要做到絕對的隔離！工務組同仁全力配合，協助切割、拉分離線、調整動線……

「沒有大家的群策群力，我就算有心也做不來，大家同心協力地拚了，這種用心程度，我一輩子難忘、時時想起，都會很感動。」院長好欣慰：「如果我們集合全院的力量，後勤全力支援前線，讓前線醫護同仁

無後顧之憂去救治傷者，深信我們的照護品質，一定能達到最好！」

　　「但最重要的關鍵──」院長語重心長地叮囑：「是讓每位同仁，都能專注在自己的專業下去付出就好，不必包攬所有事，這樣才能長久堅持下去。」

　　儘管壓克力屏風相當不錯，儘管已設立感染控制的動線，醫療團隊還是憂心這麼多家屬進進出出，可能帶來的感染風險。當晚，喬主祕與秋鳳主任，向資訊室提出了，能不能不要進出，以視訊，進行家屬探視病人的可能性。

　　資訊室少甫主任和同仁研議出最好的模式，請夜間值班同仁先確認現有行動裝置的數量，並勘查視訊地點，然後連夜緊急布線，架設無線基地臺與視訊平臺。努力到天亮，在隔天 6 月 30 日大家上班前，資訊室完成了基本的視訊會客系統。

　　「很感動，因為小夜班同仁是在沒有主管的要求之下，全自發性留下來陪大夜班同仁一起完成任務。」少甫主任好激動：「真的很感謝每一位同仁！」

　　臺中慈濟醫院的簡守信院長，本身也是整形外科

的醫師，專程到臺北來關懷，看到醫院裡種種規劃及
設備都已經上軌道，忍不住稱讚：「哇，真厲害，想得
周到，做得很好！有需要的話，我可以睡在這邊，留
在臺北支援。」

　　院長馬上說：「好，我準備一張床。」他知道簡院
長是說真的，只是同樣身為一院之長，他也明白各院
區事務繁多，這份心意只能收下了。

　　簡院長回臺中之後，還特別商請整形外科楊超智
醫師到臺北慈濟醫院來長期支援。花蓮與大林慈濟醫
院也都有整形外科醫師加入支援。

　　團結就是力量，盧主任提出的三大需求，在會議
中定案後，同仁們分頭進行，相互支援，二十四小時
之內，全數到位。部分塵爆傷患家屬，看到慈濟的努
力與誠意，終於也較放下了浮動不安的心。

　　純德主任認為，只要從「以病人為中心」的角度
來想，事情往往很快會有答案，因為目標只有一個，
就是怎麼做對病人最好！

　　以這次最有爭議的「到底要不要轉院」來說：

　　「為什麼平時我們不收燒燙傷病人？」

　　是因為沒有燒燙傷中心，萬一造成感染，對病人反而是更多的傷害，所以以往做好緊急處理，就會轉院。

　　這次的塵爆意外，傷者那麼多，各大醫院都擠滿了，這時候我們當然就要收下來。

　　假如我們以病人為中心來想這件事，收比較好？還是不收比較好？

　　這不是對醫院、不是對誰好，而是對病人比較好？還是對病人比較不好？

　　這時很容易就會有答案，所以我們當下一定要收，一定是這樣、一定要收！

　　團結，來自於全院信念一致，一定要收治、一定要盡力達成！雖然這些只為了病人好而做的種種努力，外界或許看不到，但全院上下，還是一念虔誠，盡心盡力去克服問題、去完成任務！

　　院方不眠不休的這些背後努力，也許不一定每位家屬都知道，因為他們全部的注意力都在受傷的孩子身上，有的父母一步都不肯離開醫院，住在院方為大家準備的休息室，然後一大清早，就守候在加護病房

外等待，不錯過任何一點可探望孩子的分秒時間，直到深夜才離去。這段時間，志工們會輪班陪伴，直到家屬都休息之後，志工才會離開。

　　其實很多家屬趕到醫院，卻因為驚恐過度，臉上一點表情都沒有，不能開口講話、也不會掉眼淚，大部分的時間眼神空洞呆滯一直坐著等待會客時間。志工們明白這種「痛到無言」的心情，有時不發一言，就靜靜的陪在他們視線所及範圍、只要有所需求，都有人可以相助。慢慢地，家屬信任了，願意傾訴了，但卻開始喃喃重複同樣的話：

　　「兒子明明就跟我說，要跟同學去游泳啊，不是就去游個泳嗎？」

　　「那天晚上，接到電話，一直不相信，以為又是詐騙電話，我的孩子怎麼可能突然就被火給燒傷了？」

　　「一個漂漂亮亮的女孩子，燒成這樣，以後要她怎麼辦？怎麼辦？」

　　也有人反過來問志工：「你為什麼會來這裡陪我們？」

　　「因為家屬都來自不同的地方，對這裡應該很陌

生。」志工總溫和地回答：「我們希望能夠透過陪伴，看看有什麼是我們能幫得上忙的。」

慢慢放下了戒心，家屬開始願意把心中的百感交集釋放出來：「為什麼非要去參加這個什麼彩色派對？」志工緩頰地說：「其實現在的社會，壓力大，年輕人想去放鬆一下，也是正常。」家長的音量瞬間爆發：「什麼壓力大，根本就是愛玩！」話剛說完，他掩面痛哭。志工明白他連日的壓力和情緒，家長其實對孩子沒有這麼生氣，只是太過心痛、太過不捨。

「為什麼玩水會變這樣？是不是老天爺在懲罰我？看到孩子這樣子，我真想從樓上跳下去⋯⋯」一位媽媽哀嘆流著淚訴說。志工輕聲安慰：「媽媽妳現在是孩子的支柱，妳知道他現在最需要依靠的就是妳，萬一妳就這樣跳下去，孩子怎麼辦？我們要為孩子加油，陪他們走過這一段最辛苦的時刻啊！」

儘管醫院為家屬設置了「聯合服務中心」，布置了溫馨小站，準備茶水點心，讓他們能隨時補充體力；然而孩子正躺在加護病房內與生死搏鬥，家屬的焦慮心痛，一直枯守在等候區，寸步不肯離開。甚至有人

連家屬休息室都未曾踏入一步。

　　院長看在眼裡，找志工明雪商量，希望能盡快舉辦一場祈福會，幫助這些沉淪在無垠痛苦中的家屬，讓悲傷有出口，讓心能暫時安住。

　　傍晚六點。

　　在 B1「淨如琉璃」前，院方邀請家屬、醫護同仁、新北市政府代表以及志工等三百多人一起參與祈福。聽到院內廣播邀約的其他住院病人及家屬也加入。一位梁女士推著住院中的先生早早就到祈福會現場，靜靜的和眾人唱誦祈福，她說：「我們能做的不多，所以一定要和大家為受傷的孩子祈禱，人人一份心力，相信能給這些孩子們更多的力量。」

　　盞盞蓮花燈映照著祈福中的每個人臉龐，看著這麼多素昧平生的陌生人齊聚一堂，都來為自己的孩子祈福，醫院上下一心，像家人一樣的氣氛，這樣真實溫暖的力量，讓塵爆燒傷病患的家屬們，惶恐焦慮的心較安定下來了。

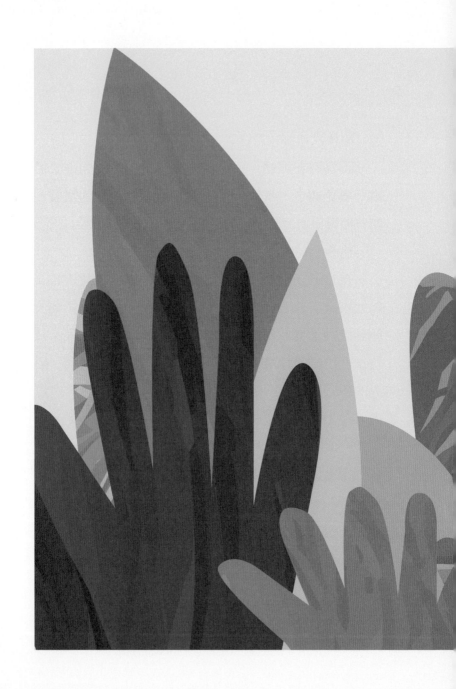

漫漫長路
陪你同行

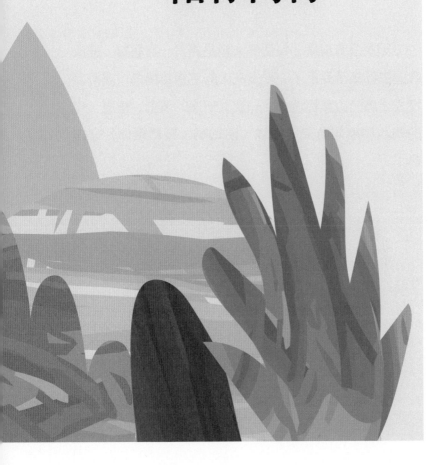

　　因為沒有皮膚，每個病人總是痛得一直發抖，連風吹過去都痛得受不了；很多病人的手指也燒傷，連按自控式止痛的力量都沒有。一次又一次的清創、植皮，你的痛我們感同身受，所以，別怕啊，我們陪你、守護你！

　　「從生命跡象到血液變化、X 光片⋯⋯三、四十種生理徵兆，每位病人的狀況幾乎都不正常，都必須高度密切注意，為了防止感染，只能讓家屬用視訊會客。

　　唉，幾乎每一個家長，都在懇求我們，不計任何代價來救孩子⋯⋯

　　當下那種心情，就好像自己是那些受傷孩子的爸爸，代替家長們，每天早上去看所有的數據。」以人父之心，院長天天清晨五點，就親自去加護病房關心每個傷患的病況。

　　不僅仔細看每項數據，病人所有的抽血資料，注意他們有沒有發燒、有沒有肚子痛、有沒有上大號、排尿量對不對⋯⋯每個病人急待處置的狀況都一籮筐，算一算，每天投入的醫護治療人數，大概需要一百六十多人。

　　除了每天早上八點在慈濟部的會議室召開行政會議，盡一切可能做好後勤支援外；中午十二點半，在外科加護病房討論室召開專家會議，由於討論室空間太小，經常是站了一排人，聚精會神地討論著每一個

有問題數據該怎麼排解。

院長帶頭先找出問題所在，「我在專家會議上，把每一個不正常的數據提出來，由大家一起討論，共同決定要怎麼處理。而不是單由一個人去決定，一定要找到最好的治療方案；每個病人身上的問題很複雜沒錯，若只靠整形外科醫師，怎麼有辦法面面俱到？」

感染問題、呼吸問題、腸胃問題、疼痛問題……太多了，院方必須請各科專家們一起來討論，包括營養、復健、心理、家庭關係……所有想得到的都是問題。

討論久了，大家都對病人的狀況瞭若指掌，院長還規定討論時，不能講第幾床病人，要直接講名字，記住是哪個孩子，甚至是家庭背景，尤其是護理師；如此一來，才不會因為交班而有任何誤差。

有了細細的分工，整形外科只要專心負責高難度的清創植皮等術式，病人其他症狀的變化與照顧，就由各專科醫師主動承擔起來。

這兩個會議天天召開、檢討，確保傷患所有狀況都已處置或排除。營養當然也是精確計算：每位病人

都放了鼻十二指腸管，每一分鐘滴注營養，包括睡眠時間，好讓他們不會因為止痛藥、胃排空不良，而造成無法吸收。

但做到這些，院長還覺得不夠。

「看到這麼多家庭承受這麼多苦，我們還要思考如何長期關懷。傷患之後皮膚攣縮，會變得又厚又硬，復健也會很辛苦，最好的狀況，是他們心理上先接受事實，雖然帶著傷疤離院，仍然要鼓勵他們，堅定意志努力復健。如果他們難以接受，帶著受傷的心靈出去，將來無法站起來面對人群，那這一次的醫療就是失敗的！」

不只注重眼前的醫療，院長甚至考慮到燒傷病人後續的心理建設、精神層次，直接讓心理師進駐加護病房，並和慈濟志工團隊討論，分組關懷十二個家庭，由社工與志工共同合作，提供最適切的陪伴。

院長耳提面命：「無論直接或間接幫助，讓他們看到希望，自立站起來，健康面對社會人群，這個醫療才算成功。」

換藥的護理師，為了怕病人牽動了手腳會增加痛

苦，有人乾脆跪在地上為他們換藥。為燒燙傷病人換藥是多大的工程？從備藥、敷料、拆包、清洗、上敷料、包綠單、包彈紗、再包綠單、包白紗、換床單……最後擦拭身體，每個細節馬虎不得，每一個部位的換藥方式也不一樣。

換藥小組一組有八位，一個人碰過的位置，其他人不能再碰；而這個人也不能再碰其他位置，只能專注在一個傷口上。這麼慎重，就是為了避免感染的風險，往往為一位病人換完藥，都要花掉好幾個小時。

為防止細菌再帶入，還需要做雙重防護；第一道衣服，在換完藥通常全身會因滿頭大汗而濕掉，為了避免細菌感染，第二道隔離衣必須是防水的。接著還要穿上第三道隔離衣，以避免交叉感染。就算貼身的第一層衣服濕了又乾、乾了又濕，醫護團隊還是忍受著種種不舒服，直到完成一天的工作才休息。

換藥的護理師們經常待在加護病房裡寧可不吃不喝，連廁所都忍著少去，因為一出去，整身隔離衣就得換掉，再進來時又要重新換上一套，她們覺得太浪費時間了。

「巴不得自己有很多分身，可以同時做好多事。」

「照顧著他們，到了第三天，我就崩潰了。」

很多護理人員的年齡，都和這些燒傷病人差不多，感受更加強烈。

才 23 歲的聖婷好激動：「病人的皮膚脫掉了一層，要清除死皮時，即使給了止痛藥，他們的心跳，依舊因疼痛而接近 150 下、150 下耶，能想像到他有多痛苦！」看到病人痛到全身發抖，再加上自己的體力負荷也到極點、沉重的壓力，讓聖婷忍不住想丟下這一切，衝出去大哭一場。

而林劭甚至對換藥深感害怕，因為傷口面積那麼大、病人疼痛的哀嚎聲那麼撕心裂肺……雖然她嘴上安慰著：「不痛不痛，一下子就好了。」但每一次要清洗傷口，都得先幫自己鼓足勇氣：「在照顧他們的這段日子，每天都是煎熬，執行治療時。每個動作都要很輕很柔，可是我剛進入燒傷加護病房時，連最簡單的給藥，都突然都不知道要怎麼給，深怕一不小心，就會弄痛他們……我甚至懷疑，自己是不是真的適合護理工作。」

　　像是止痛藥、營養針等等，只要沒了，儀器就會發出聲音提醒，一些才剛成為護理師沒多久的同仁，歷練還沒那麼深，一旦遇到正在幫病人倒尿，一轉身儀器就嗶嗶叫，給藥的時間又到，這一切都還來不及處理，隔壁床的尿袋也滿了……同一時間的分身乏術，常讓她們措手不及的崩潰。一來經驗不足，二來希望有更多隻手同時做很多事，充滿無力感讓她們不知該怎麼辦，往往當場哭出來了。

　　資深護理師，壓力一樣沉重，傷口這麼大，必須整組人一起換藥才行。有一回到了要換藥的時間，但其他成員忙到還沒到齊，資深的學姐一直催促，卻在溝通上很不順利，又擔心病人情況不太好，很著急，偏偏一個人又沒辦法同時做十件事，忍不住就哭了，但她還是堅持要完成工作，只是邊做邊哭邊抹眼淚……

　　塵爆隔天，就立刻從花蓮慈院北上支援的資深護理師鐸蓉和玟君，深刻體會到臺北護理人員的煎熬與忙碌，大家幾乎是每天從早上八點開始，一直忙到晚上十一點多，中午抽空吃一點點，晚上喝杯奶茶補充

熱量，一整天就上一、兩次廁所……大家都一樣，全為了搶時間，寧可犧牲自己的休息，也要趕在第一時間減輕病人的痛苦。連續一周下來，僵硬的雙腿，好像已經不是自己的了。

有一次，白天班的換藥小組，從早上八點開始換藥到下午三點才結束，終於可以坐下來休息一下，吃點東西、喝口水，卻聽到一位病人的傷口不小心弄濕了，於是大家立刻放棄休息，又站起來整裝、重新換藥。

日復一日，如此的勞累，身心俱疲，卻沒有任何一位護理師真的開口說：「我不要做了！」她們總在不堪負荷的當下，用眼淚宣洩了壓力後，依然堅守崗位，儘管累到極點，還是堅持做好每一件事。

好在院內許多護理師，利用自己下班後的時間，不請自來的加入照顧，其他慈濟醫院的護理師也來支援，算算共有四十人加入固定排班換藥的行列，才減輕了人力吃緊的巨大壓力。

漸漸地熟能生巧了，換藥速度越來越快，護理團隊特地自製了「換藥手稿」，詳細記載每位病人的病情、

燒傷部位與換藥程序，一來縮短換藥的時間，二來也減輕病人換藥時的痛苦。

換藥技術熟了，和病人也熟了，正婷心中一開始的難過害怕，因為心疼不捨，統統轉化成了堅強：「洗傷口後，還要把死掉的皮去除，剛開始真的洗到手軟，不敢再繼續下去，但是只要一想到我做的每一件事，都是為病人好，就會努力把事情做好。」

會客時間，正婷聽到一位媽媽對女兒說：「妳還是很漂亮，以後還是一樣可以打扮得美美的。」當下正婷一陣鼻酸：「將心比心，我也是身為媽媽的人啊，雖然每天都很忙很累，上班十多個小時，就算是有假可放，我還是想要留下來幫忙。」

幫病人換尿片，不是一件難事，但在燒燙傷病人的身上換，就困難許多。大腿的包布和敷料，常會沾到大便，為了避免感染，必須經常更換，病人會因傷口很痛而尖叫或呻吟，護理人員的動作不只要很快，還要小心輕柔，等到他們感覺舒適了，會小小聲、很不好意思地說：「辛苦妳了，謝謝！」孟錚嘆了口氣：「就這一聲辛苦了謝謝，我真的覺得，一切的困難和辛

苦，都值得了。」

　　芳瑜阿長和副護珮瑜，承擔起這個臨時成立的燒燙傷病房，但除了照顧十二床的塵爆傷者，另外十八床外科病人也必須照應周全。她們還得時時幫學妹們排解疑難雜症——

　　「學姐，可以幫我去找東西嗎？」

　　「學姐，我的剪刀沒了。」

　　「學姐，器械還沒來。」

　　「學姐，敷料不夠了……」

　　在燒燙傷病房裡，她們兩人總是輪流忙著協調、解決所有的問題，調度上的壓力雖然令人疲累，但最怕的是病人有突發狀況。因為醫院不只有塵爆病人，還有外科的重症病人。

　　「一下子這床急救，過沒十分鐘換另一床需要急救，甚至有一天晚上連續急救了三位病人。」她們兩位，就這樣帶領所有護理同仁，撐過一次又一次的疲於奔命。身為主管，看到一線護理同仁有多麼辛苦，可眼前這種辛苦並非一周、兩周就會結束，而是要長期抗戰。

　　為了長期堅持的考量，芳瑜不得不強烈要求：「吃飯時間一到，一定要先吃飽飯才可以繼續工作。」

　　但是，所有人都會自動忽略阿長的強制要求，只想著要把工作都完成。芳瑜對大家這麼拚命，苦笑之外，不得不盯著同仁「強迫」她們吃飯、喝水、休息。

　　「妳去洗手，脫掉隔離衣，來這裡跟我報到。」

　　「真的不行，我真的很忙、無法離開。」學妹哀求。

　　「妳現在就給我過來。」芳瑜連老媽級的強制性語言都用上了。

　　等護理師不甘不願走進護理長室，只見芳瑜拿著餐盒帶著霸氣：「很忙，沒時間洗手脫隔離衣是嗎？我餵妳吃。」

　　常常，芳瑜和珮瑜拎著餐盒，只要看到誰該吃飯休息，卻還沒空用餐，就把人叫進護理長室吃飯，「沒空沒關係，我餵妳吃、就是強制規定，一定得吃完飯，才可以繼續工作。」

　　曾經有位學妹，下班後到護理長辦公室，才開口講了一句：「阿長，我真的壓力很大。」接著就哭了，芳瑜抱著她，任她哭個痛快。

　　有一位學妹也去找芳瑜：「阿長，我昨天做惡夢，夢到在換藥時，病人掙扎起來要打我，因為換藥實在太痛了。」

　　芳瑜心疼地安撫：「這只是一個過程，我們一起走過去，大家都會陪著妳，一起努力。」

　　收起眼淚，吞下壓力，這群護理師並沒有退卻，累了、哭過，相互打氣取暖，還是打起精神，繼續守著崗位護理病人。為了照顧這群第一線的護理師，喬主祕特別請人準備一口就能吃下的小點心、果汁、各式食物，方便她們隨時補充營養；擔心她們壓力過大、無法調適，院方也安排心理師陪伴，讓她們的情緒能有出口。

　　院長知道大家有多辛苦，很心疼：「除了醫療上的工作，還要把屎、把尿、餵飯、餵布丁、刷牙、洗臉、幫他們抓癢、剪指甲……對病人貼心照顧的程度，我想連病人的爸媽看見了，也都會感動流淚吧！」

　　知道外科加護病房這陣子特別忙，很多醫師都會體諒盡量不把病人送過來；什麼東西沒了、缺了，總是一通電話，全院調度，盡可能把資源送到。珮瑜在

　　忙碌之餘，一想到全院共度難關的情誼，總覺得心暖暖的。

　　其實支援換藥的，不只是護理師，還有各科醫師，他們為什麼會來？因為他們看到護理師真的很累，就主動找了其他「男丁哥兒」來幫忙這群「南丁格爾」。像是住院醫師、實習醫學生等等，都來充當男丁幫忙抬病人，常常抬到連他們自己的手都抖個不停，因為比較嚴重的病人換藥會換很久，男丁的手就要一直抬著不能放；這種耗體力的工作，連很多主治醫師都會主動來幫忙。就像是個大家庭，彼此主動支援，不必孤軍奮鬥，而是團隊的互愛做後援。

　　從 6 月 30 日這一天開始，院內所有的硬體設備幾乎都調整到最佳狀態，外科加護病房設立燒傷醫療專區、採用了清淨度正壓空調、進行感染控制動線規劃及管制。十二位病人集中於專區照護，資訊室架設無線網路設備讓家屬改採視訊會客……

　　之所以應變如此快速，恒嘉副院長認為：「平常我們就有落實評鑑條文上的種種條例，一切都盡力合乎標準，所以這次八仙塵爆意外發生，才能在短短幾天，

全院的各項措施都盡快上軌道。」

　　為能隨時掌握每位傷者的病情變化，除了早上八點召開行政會議，中午十二點半則召開專家會議，包括整形外科、感染科、復健科、身心科、腎臟科、心臟科、胸腔科、新陳代謝科、胃腸肝膽科、麻醉部、加護病房，再加上護理長、護理督導、營養師、心理師、呼吸治療師、藥師、檢驗師等各領域專業人員，面對密密麻麻、不正常的數據，從各項細節來分析每位病人的病情、情緒，共同決定治療的方針。

　　院方的努力，家屬們也看在眼裡。病人中有一位本身是職業軍人，當部隊要幫他轉到已有病床的軍醫院，家屬卻不肯了：「在這裡像一個家，有溫暖，在這裡就很好了。」

　　家屬私底下告訴志工：「部隊很貼心，說可以轉到醫學中心照顧。」他們夫妻婉拒了：「我們在這邊，醫院設備、醫護人員、連志工都對我們這麼好，很放心。」

　　這份信任，著實讓醫療團隊感動，但信任之下所賦予的期盼，卻是生死相託般的重量。在燒燙傷加護

病房前的等候區，家屬們總苦苦盯著那扇門，就擔心下一秒孩子有什麼變化，連路過的人，都不忍心看他們的表情。

因為沒有皮膚，每個病人總是痛得一直發抖，連風吹過去都痛得受不了。塵爆發生第二天，麻醉部疼痛科就成立疼痛治療團隊，負責病人傷口換藥時的止痛、麻醉、急慢性疼痛處理。不只收集文獻資料，也跟專家們密切討論。當麻醉科發現很多病人的手指也燒傷，連按自控式止痛的力量都沒有，就先改用嗎啡。

「可是我一直在想，這些孩子身上的劇烈疼痛，一定得用嗎啡嗎？」銘章主任一再思索著，幾乎每天都睡不好。

雖然與專家們多次討論，一致還是認為第一時間需要使用嗎啡止痛劑，可是疼痛太快得到舒緩會產生依賴性，進而演變為藥物成癮……，這層憂慮，在高銘章心中不斷盤旋，直到靜脈嗎啡停掉之後，他才放下心中大石頭：「能找到最適合的止痛方法，讓病人在治療的過程中，不至於烙下痛苦的記憶，這是麻醉科與疼痛科醫師的專業，也是我們的責任。」

　　病人能否在短時間內搶救回來，純德主任認為很重要的因素就是清創。清創的時間夠不夠早？次數夠不夠多？植皮的速度夠不夠快？沒有皮膚的保護，感染致死的風險相當高，因而不只是加護病房日以繼夜的忙碌，手術室同樣是緊鑼密鼓在進行開刀。

　　除了臺北的三位整形外科醫師與外科部來協助的洪照真醫師，還有來自花蓮慈濟醫院的莊溎綦醫師、大林的許宏達醫師、臺中的楊超智醫師都前來支援，七位醫師分成兩組，加快清創、植皮的速度，他們忙碌的身影，始終在和時間賽跑。

　　一般開刀房室溫都維持在 20°C 左右，讓細菌不會太活躍，但是燒燙傷病人相反，體溫不能太低，只要低於 36°C，就必須關掉空調；因為他們沒有皮膚，身體直接暴露在空氣中，喪失水分的速度會更快，還要架設烤燈加熱以維持體溫。

　　如此一來，為了病人著想，關掉空調的開刀房裡，室溫竟然高達 30°C，醫護人員冒著高溫進行手術，汗流浹背之餘，還要注意汗水不能滴到病人身上，以免造成感染。有時開刀甚至長達十小時，手術衣都濕透

了，汗流浹背的熱，加上久站專注手術的疲累，實在非言語能形容。

手術室的護理長淑娟，有一天忍不住問：「主任，足熱ㄟ吼（臺語）！」

純德淡淡回答：「比起他們被火紋身的熱與痛，我們這不算什麼。」

護理同仁只能貼心地把冰塊裝袋，綁在手術衣後面，讓醫師們稍解酷熱，因為不設法降溫，馬拉松式的手術一臺接一臺，醫師會承受不了。

純德主任曾經從早上八點開始動手術，一直到晚上才走出開刀房，期間開完一臺刀，僅能坐下喘口氣說：「我先休息一下。」頭一低，就熟睡了。這幾位醫師都是如此，只能抓住一點點空檔，找個角落窩著休息一下，其他人盡可能保持「安靜」，讓醫師能輪流養養神，因為還有好幾臺手術在等著。

由於病人大面積皮膚缺損，很怕時間拉長導致失溫失血，一臺刀常常要動員的醫護人員是尋常手術的幾倍，人越多，也意味著身為流動護理師會更忙碌；手術室護理師郁卿往往下刀後，累到雙腿僵硬，行走

吃力。

「真恨不得變身成蜈蚣，有很多手和腳可以用！」這是醫護們的共同心聲，因為總有拆不完的醫材包裝，倒不完的溫水，給不完的藥。百忙中還要不停打電話叫血、輸血，整臺刀不斷重複這些過程。開完一臺刀，就感覺快虛脫一次。累歸累，想到病人所受的痛楚，沒有醫護人員叫苦：「因為我們還能工作，這又何嘗不是另一種幸福？人只要平安，就是福！」郁卿用正向能量為自己補一補！

在手術室裡，不要問現在是什麼時間，早上？下午？還是晚上？四周都是牆且封閉的開刀房裡，日以繼夜一臺又一臺的手術，清創、植皮、搶救，加護病房裡不停地輪流換藥、針劑補給、營養輸送；不要問醫療團隊有多辛苦，穩定病人的生命跡象，讓他們順利出院，回到家人的身邊，那就是辛苦之後最美好的結果了。

每天清早五點多，還是持續看到院長的身影出現在加護病房裡。

「本來以為院長來探望病人，只會來個兩、三天，

沒想到他每天都來，看抽血值有沒有正常，問換藥情形，關心孩子有沒有做惡夢，我好感動。」家屬告訴孟錚護理師說：「感覺就像爸爸在關心子女。」

「身為大家長的他每天都這樣做，會讓我們在第一線的護理人員，覺得要以他為榜樣，更用心來照顧傷患。」孟錚引以為榮。

芳瑜阿長還發現，院長並不是每天來而已，甚至心細如髮。一開始為了讓每位值班的護理師都能對病況一清二楚，就將抽血報告及相關檢查數據都寫在報告單上，每天更新；但是關心病況之外，還要關心「人」，因為院長來探視時，不只問病況，有時還追問：「病人住哪裡？還在上學嗎？還是上班了？做什麼工作？」這時芳瑜就得向社工求救，把病人背景的基本資料都補齊，讓所有照顧的人一目了然。

有一天院長來探視，看了一下報告：「這個數值這麼高？有沒有處理了？」了解處理情況後，指著病人資料問：「她不是讀這個學校吧？寫錯了。」或是：「他的職業不對喔，我記得應該是……」

這麼一問，把大家嚇了一跳，院長細心到這種程

度，除了記住了所有病人的每個變化，還記住了家庭背景、個人資料，只要一有出入，他馬上知道。同仁趕緊再仔細核對一次，務求資料詳實、正確。

初期還在加護病房時，社工師請家屬錄音講一些鼓勵的話，讓護理師隨時可以播放給病人聽，以激勵他們的求生意志。有一天院長去探視時聽到：「XX，你趕快好起來，趕快醒來，我們還要去打麻將，還要去喝下午茶呢……」院長眉頭一皺，知道這位病人沒有父母在身邊，朋友還好心呼朋引伴特別錄音來鼓勵他。

「朋友發這樣的心願，對病情沒什麼幫助，病人大概醒不過來吧？我們幫忙換成靜思語來鼓勵他！」院長跟喬主祕交代。

過了幾天，病人醒了。

剛醒來的時候，總是兩眼瞪著天花板，講一些奇怪的話，院長問他：「還記得什麼？知道這裡是哪裡嗎？」

病人答得不知所云、不清不楚。

於是院長每天早上去的時候，都會問他：「一百塊錢花七塊，要找多少錢？」

　　第一天他回答：「一百減七，找五塊錢。」

　　其實，這是智力量表（MMSE）其中一種測驗，除了可得知病人的正常計算能力，還可測出注意力是否集中？聽到答案是「找五塊錢」，院長很擔心，於是每天去都會特別問他：「一百減七等於多少？」有一天，他突然回答：「九十三。」

　　終於答對了，大家都鬆了口氣。

　　雖然對了，他卻嘟嚷著說：「每次都問我一百減七，我那時候是算錯，不是不會算！」護理師們忍不住笑了出來，心想，我們就是在等你算「對」啊！

　　這件事讓這位大男孩一直耿耿於懷，出院那天還跟院長說：「院長，我知道啦，一百減七等於九十三。」俏皮的語氣，逗得院長也笑出聲來。

　　燒傷後的第一個月，也是病情最反覆的一個月，一下子呼吸窘迫症、急性肺水腫、急性腎衰竭、肺部變白、沒有小便……，狀況起起落落，每天中午的專家會議上，每個人手上都是密密麻麻的數據，各科專家同時提出意見……甚至顧不上午餐，有時只啃個包子裹腹。

　　記得 7 月 7 日那天，周邊血管中心主任黃玄禮接到院長的電話：「有位病人的血管情況不太好，外科醫師說腳可能保不住了，你一定要親自來看一下。」

　　下肢嚴重灼傷的小庭，第一次清創就發現右足是四度燒傷，這隻腳已經難以保留了。第二次清創時，王樹偉醫師又發現她的大腿很冰冷，連大腿的血管都有問題，恐怕要膝上截肢，連大腿都不保了。

　　樹偉立即請心臟內科的謝建安醫師來開刀房做超音波檢查。事後建安醫師親自向玄禮主任說明病情，院長也打電話給玄禮，希望以周邊血管中心的經驗，找出血管阻塞的原因。

　　一聽到這是四度燒傷的病人，玄禮難過地想：「那非常的嚴重啊，該怎麼辦？」燒傷和其他病症一樣，有輕微和嚴重之分，深度和面積是程度判斷的依據。一度燒傷，是在表皮淺層，皮膚發紅、腫脹、有明顯觸痛感，約 3-5 天即可癒合，不會留下疤痕。

　　二度燒傷，有淺二度和深二度之分；淺二度是傷在約三分之一以上的表皮層，皮膚紅腫、起水泡，有劇烈疼痛及灼熱感，約 14 天內即可癒合，會留下輕微

疤痕或幸運的不留疤痕。深二度已經到真皮層了，皮膚呈淺紅色、起白色大水泡，較不感覺疼痛，約 21 天以上可癒合，會留下明顯疤痕，需盡早植皮治療，避免感染。

　　接下來的三度燒傷，深度到全層皮膚，皮膚呈焦黑色，乾硬如皮革，或為蒼白色，色素細胞與神經皆遭破壞，疼痛消失，須依賴植皮治療，無法自行癒合，會留下肥厚性疤痕，造成功能上的障礙。

　　最嚴重的四度燒傷，病人全層皮膚皮下的組織、肌肉、骨骼都傷到，皮下脂肪、肌肉、神經、骨骼等組織壞死，呈焦炭狀；病人須依賴皮瓣補植治療、電療等特殊醫療，甚至部分肢體需被截肢保命。

　　平時看診，玄禮主任會用手去觸摸病人的脈搏，面對重度燒傷病人，根本沒有機會觸摸到脈搏；若是用超音波來做評估，這麼嚴重的傷口，光是揭開紗布，病人就會非常非常的痛了，又怎麼照超音波？明知道血流有問題，但要如何確認？

　　「這是我遇過最年輕的患者，也是第一次幫燒燙傷病人通血管，過去我們還沒有遇過這類病人，所以

只能憑藉經驗來治療。」玄禮主任想到小庭和自己的女兒年紀相仿，正值青春年華，如今卻躺在加護病房裡，更於心不忍。

為減少病人痛苦，等護理師要換藥揭開紗布的同時，玄禮主任快速幫小庭做超音波檢查，看到這麼重的傷口，不免搖頭嘆息，心想：「真的要對白衣大士致上最高的敬意，換藥也肯定非常辛苦！」

正常的血管應該有六到七公分，透過電腦斷層，小庭的血管只剩下一公分，到底是血管痙攣？還是堵塞造成？當腳沒有血流時，不要說皮膚不會好，甚至可以預期傷口會潰爛，整隻腳都保不住，連性命都有危險。

從血流狀況評估後，玄禮發現小庭從腹部血管就開始阻塞，血流無法從心臟送到右腳，而從腸股動脈到總股動脈中，就有 13 公分的血塊阻塞。

周邊血管團隊運用心導管技術，打通腹股動脈的血管；用心導管導絲、血栓清除導管等，把 13 公分半軟半硬的血塊清除，並用氣球擴張術，把血管狹隘的地方撐開，放置新型的血管支架，讓血流能夠從心臟

流到腳掌去。花了三個多小時，才一步步將小庭阻塞住的血管打通。

手術完成，護理師喊了一聲：「主任，快看她的腳！」玄禮回頭仔細一看，發現紗布上不斷滲血，這代表原本毫無血色的右腳，在打通後血流已經可以流到腳上了。第二天清晨，玄禮前往探視，原本夜夜疼痛到無法入眠的小庭，舒了口氣：「我終於好好地睡了一覺。」這句話，讓大家都鬆口氣，無限欣慰。

7月10日，一住院情況就很不樂觀的小珮，X光一照，肺又白掉了，這讓胸腔內科相當憂慮；尿液幾乎都沒有出來，腎臟科立刻嚴格監控她的點滴，再加上利尿劑，甚至裝上血流動力機……但狀況並沒有改善，只能進行二十四小時洗腎，來搶救身體的功能。

在各科的努力搶救下，小珮右邊肺功能慢慢恢復，過幾天左邊肺部功能也恢復了，大家高興地問：「什麼時候可以拔管？」這讓胸腔內科醫師吳燿光壓力更大了，幸好7月20日那天，小珮順利拔管。

「看，有尿了、有尿了。」當小珮的小便從沒有到有時，所有的醫護真的都想歡呼了，因為病人的每一

滴尿出來，都代表著她身體功能在逐漸恢復中。

「其實我們一直很擔心的是她的腎臟功能無法回來，因為一共洗了三周的腎，終於，最後都能把管線拔掉。」本來身上插滿了各種管線的小珮，走過死亡的幽谷，再次面對生命的奇蹟。

可是，原本已經打通血管的小庭又發生變化，儘管周邊血管團隊又做了第二次手術，導絲進去所通的血管，就像是只通了樹幹但無法到達樹葉，因為燙傷的第一時間，把微細血管都燒壞了。

玄禮在會議上向院長報告：「救回了大腿，可能無法保住小腿。」

「大家再想想看，真的沒有辦法了嗎？」院長問在場的所有人。

各科專家心裡都很沉重，截肢，只是一場手術，對病人來說，卻是一輩子的大事，無論如何，除非絕不得已，任何辦法都沒有了，沒有醫生願意進行截肢手術。

「皮膚完全沒有血色，又是感染源，再這樣繼續下去可能性命不保。」玄禮和樹偉醫師討論後，不得不

做最壞的打算，為保住小庭的性命，小腿以下必須截肢，事實上，一開始的病情就不樂觀，在大家的努力醫治下能保住大腿，真的已屬萬幸。

那，誰來告訴小庭這個壞消息呢？眾人面面相覷。

「心理師比較適合。」

「院長每天都去探望，孩子們都叫您院長爸爸，是不是請院長去？」

「還是主治醫師去吧！」

預期小庭在獲知消息後的反應，大家紛紛有所顧忌，只想找到最佳人選，能在說的當下，同時達到安撫，減輕悲傷的效力。

畢竟樹偉是小庭的主治醫師，最後決定由他先去，其他人再做後續安撫。院長同時也拜託同仁請一位左小腿因為車禍而截肢的周小姐來現身說法，讓小庭和家人先了解術後的生活，希望他們看到周小姐依舊漂亮的身影，不因截肢而受影響，來增強小庭的信心。

樹偉準備好要告訴小庭截肢的消息時，芳瑜另外請了心理師當「保鏢」跟隨，萬一醫師講完離開後，小庭的情緒還很激動，就需要有心理師在一旁陪伴、

寬慰。一切都準備好，大家一起到病床邊，沒想到，截肢的事講完，小庭只是臉色黯然，反應並不大，反而是讓陪伴在一旁的護理師們神色擔憂。

　　從第一次清創之後，整形外科醫師們就已經知道小庭的腳是很難保留下來的，考量到病人和家屬的感受，他們沒有一開始就告知這個事實，而是在每一次會客時，樹偉都會向家屬說明：「右腳截肢的機率很大，我們還在觀察。」

　　每次查房後，也會告訴小庭有截肢的可能，要做好心理準備：「如果腳的感染，會威脅到生命，就必須截肢。」正因有了這些事前心理建設的準備，正式被宣告要截肢時，小庭的反應淡然。

　　「院長爸爸」親自去安撫，小庭很勇敢地對院長爸爸說：「我了解，大家都盡力了。」

　　7月21日，準備進手術室截肢時，小庭壓抑的情緒突然爆發，激動地哭喊：「我的腳就要沒了，怎麼辦？我不想要這樣啊！」護理師們心酸酸連忙安慰。

　　小庭媽媽在手術室外淚流不停，喃喃自語：「醫生說非截不可，如果不截，就活不下去，所以她一定要

截肢救命的啊！可是、可是……」等到手術結束，真的看到女兒少了一截小腿，小庭媽媽衝進廁所，哭了很久、很久。

一直陪伴小庭媽媽的志工林瑞芳很難過，但關懷不能操之過急，因為小庭媽媽在志工面前一向都很鎮靜，她只能在外頭等著。天下父母心，面對孩子不得不截肢，怎能不傷痛欲絕呢？

還好周小姐很有耐心的一次次來探望小庭，分享生活上應注意的事項，幫助小庭走過這段難以接受的傷心，鼓勵她只要勇敢面對，就能迎向新的未來。

有天早上，院長去關懷時，發現小庭蒙著被子，哭得很傷心。

「是擔心將來嗎？妳看周姊姊她好勇敢，截肢後還可以跟以前一樣，到處去旅遊。」

「不是，因為義肢、很貴，我們家，沒有錢……」小庭哭到上氣不接下氣。

「不要擔心，大家都會一起幫妳想辦法。政府有補助金、慈濟也有補助金，還有各界的關懷捐贈，不要怕。我們一起幫妳，妳一定要自己先勇敢起來。」

　　淚眼婆娑中，小庭點頭回應院長爸爸，心也逐漸安了下來……

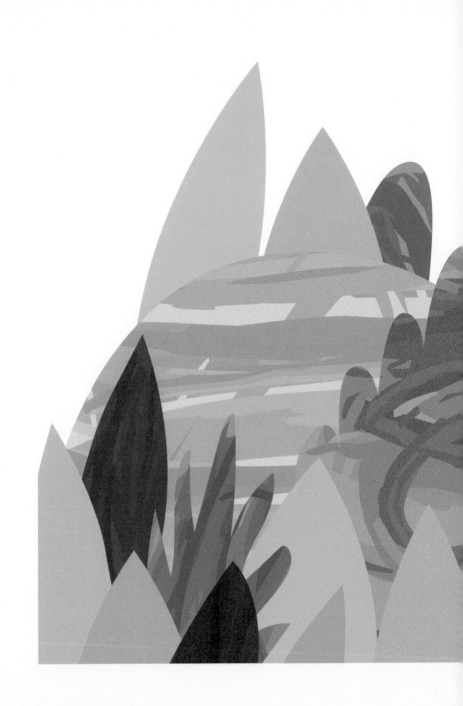

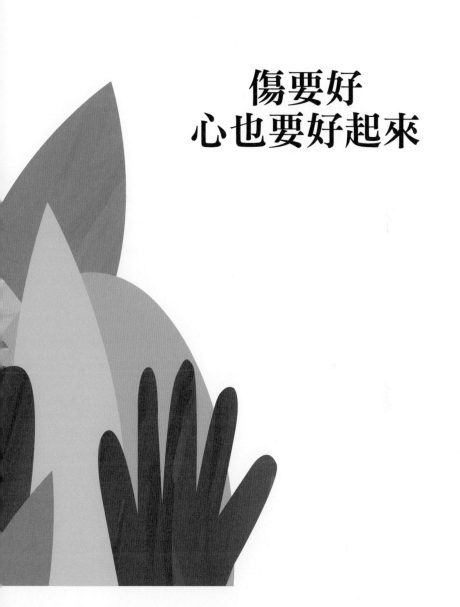

傷要好
心也要好起來

　　如果這些傷患，將來出院了，還是無法站起來、走出來面對人群，那這一次的醫療，就是失敗的；傷要好，心也要好起來，健康的回到社會，這個醫療才算成功！

「好痛啊……救我……」

「我還在路邊，為什麼不來救我……」

「火啊快要燒起來了，好燙好燙……」有好幾位病人，常常因惡夢而驚醒，夢裡都是火光，嚇醒了，滿臉淚水，護理同仁立刻來趕到病床邊安撫：「沒事、沒事了，你安全了，人在醫院，不怕、不怕，我們會照顧你。」

以往，意外事件急重症病人轉到普通病房後，才會安排心理師介入關懷，這次院方首度在病人仍處於急性期，就讓心理師進駐加護病房。由身心醫學科和癌症中心共五名心理師所組成的團隊來陪伴，希望能及早因應可能出現的創傷心理危機。

「我好害怕，怕自己會就這樣走掉，覺得自己很不孝……」他講的時候全身及嘴巴不停顫抖，眼淚不停流。

「現在最重要的是好好休息，吃一些營養食物，趕快好起來。」心理師安慰著：「爸爸媽媽他們一直在病房外面守著，一樣愛你、沒怪你，你要聽醫生的話，爸爸媽媽才會安心。」

　　有位病人，在一次崩潰的放聲大哭後，自責不已：「我為什麼那麼愛玩？為什麼要去參加什麼派對？早知道就不要去，燒成這樣，以後怎麼辦？我怎麼辦？」

　　心理師協助他先學習轉念：「千金難買早知道，發生這種事，真的不是你的責任，不是你造成的，不要這麼自責，我們大家都會幫你，現在醫藥這麼發達，以後透過復健，還是可以慢慢恢復的。」

　　急診的副護理長芳玲，因為家人也曾經歷燒傷意外，特別能感受這種痛苦和無助，總趁著交班空檔，主動來支援換藥外，總想著還可以做一點什麼。看到一個家在外縣市的女孩鬱鬱寡歡，她過去關心開導：「這幾天還好嗎？」

　　「還好。」

　　「妳一定很想出去。」

　　「嗯。」

　　「待在這裡，雖然很痛苦，但是現在出去，萬一被感染，將來更辛苦。想想，在這裡多住一天，身體就受到很好的醫治照顧，會一直往好的方向發展。」

　　點頭應好之後，她卻忍不住大哭：「可是我真的好想爸爸媽媽……」

　　有位病人，極度恐懼換藥的痛苦煎熬，沮喪至極：「我知道要勇敢，但是心裡很難過……雖然大家都說，還好活下來了，可是……我還是會想，當初為什麼不死掉算了。」

　　芳玲完全理解他們要面對治療和復健的痛苦過程，這些年輕人心裡，背負著對父母的愧疚，加上對未來復健的茫茫然，午夜夢迴，幾乎無法承受。

　　「想哭的時候就哭吧，不要不好意思，也不要覺得都是自己的錯，這只是個意外而已，重要的是趕快好起來，爸媽都在外面等著你。」

　　有次，在換藥前，病人看到媽媽煮來的麵，央求著：「讓我先吃兩口，再換藥嘛！」護理師們笑著同意，等她吃飽滿足了，隨口問：「你們也吃飽了嗎？」

　　「沒有啊，我們換到妳這床時，肚子都已經餓得扁扁的，快沒有力氣了。」

　　「妳還大口大口吃得好香，害我們跟著吞口水呢！」

　　護理師們半開玩笑，一臉無奈的回答，結果病人這一次換藥，超乖！

　　之前，有一次幫她清洗傷口時，女孩很生氣地問：「妳們今天早餐吃很飽是不是？」她覺得護理師一定吃太飽所以很有力氣，把她傷口弄得特別痛。之後為了讓她安心，換藥時，護理師們都會特別聲明：「我還沒用餐喔，所以洗傷口時會沒什麼力氣哦。」

　　每一位傷者，幾乎時時刻刻都有醫護人員、心理師、社工、志工、家人輪流陪著，大家都牢記著院長強調的：「如果他們將來出院了，還是無法站起來、走出來，面對人群，那這一次的醫療，就是失敗的；傷要好，心也要好起來，健康的回到社會，這個醫療才算成功。」

　　深夜。

　　大夜班的護理師，輕手輕腳地進行手邊的工作，打點滴、注射白蛋白、清理尿液……每個小時都要注意生命徵象，還要記住哪一床睡覺時不能關燈，太暗會害怕；哪一床必須關燈，太亮會以為看到火光，也會害怕……

「他們在白天時經歷了換藥的痛苦，晚上一定要好好睡，剛來的那幾天，很容易做惡夢，驚恐發抖，現在就比較少了。」只要一有人做惡夢，詩涵副護理長就會趕到病人身邊，輕輕說：「你現在，在醫院裡，很安全，不要怕，我們都會陪著你。」

大半夜，有時護理師忙完了手上的工作，盡可能撥出時間，陪睡不著的病人聊一聊。可能也只是說一些有的沒的，甚至講點女生間的小祕密。因為自從受傷後，他們只能躺在床上，漫漫地熬過每一分每一秒，甚至有人害怕睡著之後會夢見塵爆的恐怖畫面。

有一床女孩醒來，護理師用棉花棒沾取清水為她潤唇。

「我想喝牛奶。」她撒嬌地說！

「好啊，妳要喝原味還是草莓口味呢？」

「要草莓的。」

不論誰當值，護理師們總是想辦法滿足這些小小的心願。除了聊天贏得友誼，護理師還要把握時間陪他們復健。

「我輕輕扶著你，試看看，自己把手抬高，練習

五下，先五下，就可以了。」

他吃力地想舉起右手臂，層層紗布之下，只有手指露出來，指甲扭曲變形，還帶著焦黑的顏色，是被火紋身的印記，他發著抖，緊咬著牙，滿頭汗，才終於微微抬起了手臂。

「做五下就很累了沒關係，這樣已經很棒了，以後的每一天，都會更進步喔！」

有一次，護理師郁吾正在忙手上的事，聽到儀器嗶嗶叫，緊張地喊：「這一床的止痛劑沒有了。」

二十歲的豪哥就問：「誰的沒有了？」

「不是你，是隔壁床的。」

「把我的止痛劑先給他沒關係。」

在燒傷初期，若沒有止痛劑，病人很難忍受分分秒秒襲捲不停的疼痛，郁吾忍不住問：「我知道你也怕痛啊，在這種情況下，還願意先想到別人？」

豪哥帥氣地回答：「老實講，我說完之後有一點點後悔，不過我也知道自己不是最嚴重的，就想說如果有人更需要，就先讓給他們先用，而且感覺妳好緊張，聽妳的聲音好像緊張得快要暈倒了。」豪哥的體貼，讓

照顧他的護理師們覺得再辛苦都值得了！

　　精神轉好後的阿廷，喜歡找姊姊們閒聊，有一天卻一本正經地真情告白：「剛來的時候，我被燒得很可怕，妳們細心照顧我，讓我進步到現在這樣。我沒法插導尿管，妳們耐心幫我換尿布，睡不著時還陪我聊天，妳們好辛苦，真的謝謝、謝謝。」

　　「我也想要好好陪爸爸媽媽，住院以來，他們對我的付出太多了。上次我去開刀，經過通道時，看到爸爸著急地在外面跟我揮手，我就忍不住一直哭。不是害怕開刀，是我第一次那麼想爸爸，所以我要忍耐，只要轉到普通病房，就可以看到他們了。我現在換藥時，就拚命忍耐，想快點換一換，讓傷口趕快好。」聽到阿廷這麼說，護理姊姊們也很心疼。

　　為了趕快好起來，這群年輕病人都很努力，但常常因為心太急，反而挫折連連。例如第一次被告知：「能起身下床走走嘍。」開心之下，卻發現自己連站都沒辦法好好站著——

　　「為什麼我不能站了？為什麼我站不起來？」

　　以前習以為常，這麼簡單的一個動作，自己卻不

會了，莫名的驚恐，讓他們挫折又慌張。

「不要急，先幫你活動關節，暖身一下。等雙腳沒那麼僵硬了，再試一次，慢慢就能站了。」在護理師的幫忙下，才破涕為笑。

芳玲總是語重心長地和他們分享：「要放下以前的自己，接受現在的自己，真的要有很大的勇氣，我妹妹當初也是這樣，連站的力量都沒有，可是現在已經恢復得很好了。」芳玲總苦口婆心地勸：「你不能躺太久，不要因為怕痛就不下來走，要把自己歸零，重新為每一天加分，像穿壓力衣，水泡與溫度這些變化所帶來的疼痛，都是不可避免的，但總有一天，你們會謝謝那個堅持到最後的自己。」

遺憾的是，十二位病人中，一位獨立又孝順的女孩小雪，終究敵不過病魔。全身燒傷高達 90% 的小雪，一送到急診，就因為呼吸衰竭立刻插管，媽媽趕到時，小雪痛到全身發抖在急救中。小雪媽媽永遠記得女兒從意外現場打電話給她：「媽媽，我受傷了，被燒得好痛好痛。妳趕快來……」到院後，小雪因為傷勢嚴重意識不清，再也沒機會和媽媽說話了。擔任清潔工的

媽媽，每天要兼三份工作來維持家計，又要照顧小兒子，忙完後，總會盡量趕來醫院探視，為女兒加油打氣。

身為單親媽媽，為了生活養孩子，小雪媽媽兼做三份差事，每天寧願工作超過十五個小時，也不想依賴補助；小雪為了減輕媽媽的負擔，盼望能圓夢當美容師，同時還兼飲料店和加油站兩份工作來幫忙家計，是獨立又懂事的好孩子。

6月29日，小雪血氧濃度一直往下掉，生命垂危，純德主任緊急聯絡家屬，一聽到病危，媽媽在電話裡慌亂失措地大喊：「我要找師姊，我要找師姊！」純德把電話轉給社工師資菁協助處理。媽媽會急著找「師姊」，是因為塵爆當晚，資菁趕到急診支援時，幫忙推床到加護病房，那一床正好是小雪，所以等到小雪媽媽到院，資菁主動留下聯絡電話，也一直陪伴著小雪媽媽。

知道孩子病危，媽媽六神無主，傷心欲絕，資菁耐心地勸慰著，小雪媽媽終於慢慢冷靜下來，不得不接受事實：「能不能、能不能幫小雪買件漂亮新衣服？

我家環境不好，小雪少有漂亮新衣穿，我想讓她，漂漂亮亮地走⋯⋯」

「好，我現在就去買。」資菁當天就和志工去服飾店挑了一套女孩都喜歡的粉紅色洋裝。

衣服買了，到了晚上，小雪的病況卻穩定了下來，讓所有人都鬆了一口氣，媽媽更是破涕為笑，不斷謝天謝地謝菩薩保祐。

恒嘉副院長到加護病房關心時，純德還指著小雪說：「她的小便已經出來，代表腎臟功能順利運作，血壓心跳都很好，意識也清楚了，要馬上做植皮。」始終繃緊神經的純德主任，難得鬆口氣。

7月6日，為小雪進行第一次清創、植皮時，因為燒傷太嚴重，削去死皮時，傷口都不會流血，幾乎都見到了骨頭，純德猜測她應該在塵爆現場撲摔過，因為地上都是粉塵，所以整個臉也燒灼嚴重。當大家知道小雪遠從大陸來依親，家境不寬裕，又是個孝順、努力的好孩子時，醫療團隊滿是心疼，更傾全力想幫她跟死神拚搏。

「小雪，不要怕，從火裡走出來，就像打工一樣，

雖然很辛苦，妳不也勇敢度過了嗎？我知道妳很痛，但不要放棄自己，已經遇到了，就要去面對……

「妳要加油，不是已經說好，等這個月發了工資，要帶著媽媽和弟弟回大陸看外公外婆……妳要趕快好起來，我們才能一起回去啊……外公外婆都還等著妳啊！」

每次會客，媽媽講著講著就忍不住哭到說不出話來，念書不多的媽媽，還要邊想辦法激勵小雪，叫她要堅強、要勇敢。有天，媽媽哭著精神喊話：「事情已經遇到了，要勇敢往前走，不要怕，媽媽和弟弟都會等妳回來、會一直等著妳回來！」意識不清、閉著眼的小雪，這時忽然眼球轉動、流下了眼淚，媽媽看到了，好激動哭得肝腸寸斷。

儘管在這場生死拔河中，眾人竭盡心力清創、植皮，然而小雪的雙腳灼傷已達四度，右手掌甚至燒到見骨，若要保命，唯有截肢一途。

兩臺植皮機緊急採購到院的時候，純德主任心裡想：「大家應該都救得起來，就算是最嚴重的小雪，90% 的燒傷，我植皮一次，她就剩下 60%，再植皮一

次就剩下 30%，只要再給我兩次機會，應該可以搶救得回來。」

但後來只植皮了一次，因為小雪已經出現敗血症，當然是可以透過洗腎、裝葉克膜等高級維生器來搶救，可是小雪首先要面臨的，是手腳都需要截肢。

純德心中充滿不忍，即使截了肢，體內器官也可能因血液循環不良，會逐漸敗壞，甚至衰竭；痊癒的希望很渺茫、很渺茫。病況如此不樂觀，小雪媽媽這半個月來，天天心痛如絞，她告訴醫療團隊：「如果女兒真的救不回來，請不要讓小雪再受截肢的痛苦了。」她淚流不斷，強自鎮定，很慢很慢地懇求：「我想、讓我女兒、漂漂亮亮地離開人世，我不要她、缺手缺腳的……」

不知意識不清的小雪，還能不能聽得見，但媽媽哽咽認真地告訴她：「我知道妳很痛，我知道，但這都是命，妳要認命。」一旁陪伴的資菁，聽得掉淚。

7 月 11 日晚上，小雪病情嚴重惡化，大面積的燒灼傷造成呼吸窘迫症候群與多重器官衰竭……7 月 12 日上午，七點二十八分，小雪往生了。

　　為了完成媽媽要讓女兒「漂漂亮亮地走」這個心願，護理同仁是用盡所有的方法來「修補」大體，由於小雪的身體腫脹，傷口還會滲血，大家討論應該要用什麼敷料以免血水滲透，在淨身後，先把傷口都仔細包紮好，再用一層層的紗布纏起，帶著萬分的不捨和心疼，這群白衣天使圍繞在身邊，輕輕為她更衣，要讓小雪漂漂亮亮地離開。為了遮去紗布，穿好優雅的洋裝後，她們還為小雪套上膚色絲襪，戴上帽子，再繫上藍色絲帶。

　　一直在外頭等候的小雪媽媽，有志工們陪著念佛平復心情及為女兒祝福；而加護病房內，眾人用如母如姊的心，完成換裝，一切就緒，才放心讓媽媽進來看看女兒，跟女兒道別。宛如睡著般的小雪顯得寧靜安詳，媽媽的眼神亮了起來，頻頻說：「你們是怎麼讓她變得這麼美麗，這麼整齊安詳，看不出來她是受過很大的燒傷。」她抱抱小雪、輕輕地親她臉頰、摸摸她的身體：「不痛了，現在都不痛了，妳看，護理姊姊和阿姨們，把妳打扮得好漂亮，真的好漂亮……」

　　媽媽曾問過：「能不能讓小雪穿和師姊一樣的衣

服？因為我覺得你們的衣服好莊嚴。」為了圓滿媽媽的心願，志工還另外請人設計一套藍色洋裝、藍色領巾，並且挑選最接近慈濟制服的藍顏色。這對堅強的母女，感動了所有人，那天有三百多位醫院同仁及醫療志工專程來助念，送小雪一程。

7月24日，臺北慈濟醫院協助小雪媽媽舉辦追思會，這天，大家幫小雪換上了全新趕製完成的藍色洋裝，仔細地打扮好，媽媽充滿欣慰頻頻鞠躬感謝大家：「謝謝讓孩子好有氣質、好美。」在虔誠莊嚴的佛號聲中，媽媽祝福小雪：「期望妳再來時，能誕生在一個好家庭，衣食無缺，但也別忘了窮苦人沒飯吃，要去幫助……」

原本媽媽想幫小雪做器官捐贈，但因多重器官衰竭，無法圓滿遺愛人間。所以小雪媽媽換個方式，她將慈濟的救助金和桃園市政府的慰問金共四萬元，以小雪名義捐出。

「因為各界給我們的幫忙與愛，已經很足夠了，我希望這些錢捐出去幫助更需要的人。」

院長敬重這位偉大的母親：「面對無常，悲慟之餘

她還心心念念要發願為女兒做善事，不但捐善款，還想讓小雪遺愛人間，這種大愛不只無私，更讓人非常敬佩。」

　　小雪走後，慈濟人的陪伴一直都在，資菁很想對小雪說：「那一天，媽媽以為妳被送到長庚醫院，她在那裡苦苦守候很久，一直找不到妳，後來才知道妳被送到臺北慈濟，一聽到慈濟，媽媽整個心就安定不少。雖然妳還是離開了，可是這一路的陪伴關懷，大家都沒有讓媽媽孤單。尤其媽媽本來就是慈濟會員，也曾帶著你們參加活動，她一直期待孩子能在慈濟的環境中求學，現在弟弟已經如願去慈濟上學了。如今媽媽只要有空，早上五點就會去薰法香、聽師公上人的開示，她很勇敢的、很努力地過生活，真的，妳可以安心走。未來的路上，志工都會陪著媽媽一起往前走。好孩子，千言萬語，祝福妳！」

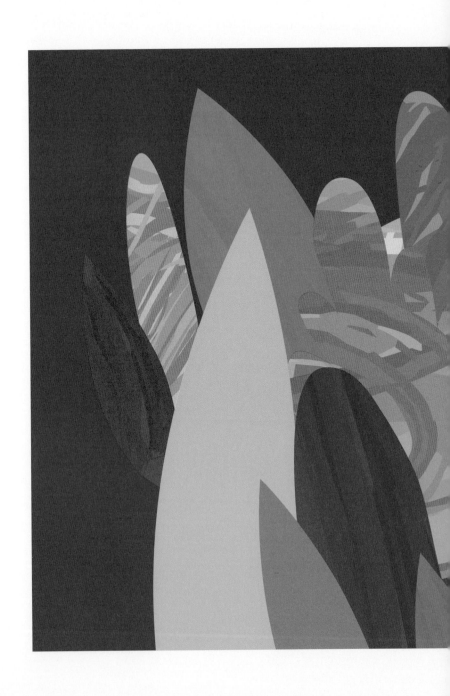

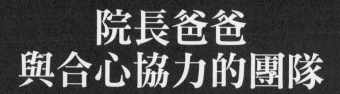

院長爸爸
與合心協力的團隊

　　當已出院的這些孩子們，在家人陪伴下，再次出現眼前時，院長眼眶泛紅、眼角閃著淚光，千言萬語，卻只能盡量淡定地微笑著：「真的很高興，這些受傷的孩子們，如今活得好好的。」

院長爸爸

要出院之前，他們說寫了卡片要給我，這當然是很開心，我看得很仔細，主要是看卡片上的字，有沒有歪七扭八？幸好，大部分都是工整的，一筆一劃都沒有偏差。我很欣慰。因為意外發生時，很多人都跌倒了，手腳是燒壞的，到了出院時，能好好寫字，表示治療及復健效果不錯，這雙手沒問題了。

其實每一件事、每個環節都很困難，但是幫忙的人很多很多，尤其許多同仁都跳出來主動承擔一些不是自己本來的業務。最困難的是，我不知道該用什麼方法來感恩所有人！同仁們做了很多超過自己能負擔的事情，志工們也付出了非常多的努力，還有很多很多人……要怎麼完全表達對他們的感恩？這真是最困難的。

因為孩子們叫我院長爸爸，所以我要以院長爸爸的身分，慎重感恩上人、感恩醫療團隊、慈濟志工以及全臺灣所有的人，為他們默默所做的一切努力，感恩大家。我希望除了在醫院的照護，他們出院後，社

區所在地的慈濟志工，也會接力關懷，讓這一場愛的陪伴不會間斷。謝謝所有醫療團隊堅持到最後，謝謝孩子們沒有放棄，同樣堅持到最後。

這段期間，我經常被同仁還有病人問：「為什麼每天清晨五點，院長都要來加護病房探視呢？」

因為清晨五點這時候來，才能和傷者好好地聊一下，仔細地問，要問到很細、很細！把他們當成自己的小孩來關心，才能發現很細微的病因。有時人在忙碌中會有反射動作，醫生也不例外，像是發燒就開退燒藥，肚子痛就開止痛藥，這是不求甚解，不行；一定要求甚解，要花一點時間去了解為什麼？

像是小玉一直喊肚子痛，我早上去探望時就安慰她：「醫師有幫妳照超音波，好像有個陰影，可能要再進一步檢查，妳今天痛不痛啊？」

「還是很痛！」

「那妳安心再等一等，會再做個檢查。」

看小玉好多了，我轉身去看下一位病人，小玉立刻抱怨：「你都還沒有摸摸我的肚子。」

因為我是內科醫生，心想她燒傷滿嚴重，全身都

是紗布，要怎麼觸診檢查？不過，還是試著用手輕輕敲，發現她的肚子都是脹氣，馬上問：「妳以前大號情況怎麼樣？」

「我一天都大很多次啊！」

原來如此，難怪小玉為什麼總是說肚子痛了。燒傷病人會使用嗎啡止痛，但也因此容易造成便祕，每位病人會服用兩顆瀉藥來幫助排便，有人吃了瀉藥還大不出來，但她以前腸子蠕動就比較快速了，再吃瀉藥，那不就等於腸子經常被強迫蠕動，難怪肚子痛。我把她的瀉藥停掉，她就不再痛了。

小玉要轉出加護病房那天，因為發燒而不得不暫停轉出，我去看她時，小玉抱怨不能轉到普通病房。

「妳在發燒啊，可能是感染，轉出去太危險了。」

「我哪有發燒？」

「量過體溫確實有發燒。」

她嘟噥著：「我每次生理期第一天都會有點發燒啊，今天剛好第一天。」

原來如此，小玉也就順利轉到普通病房。

所以，為什麼我要每天五點這時刻去探視他們，

因為傷者這麼多，傷勢這麼重，許多細節都需要時間去「發現」。

再說，我整天的行程都非常忙碌，真可以說只剩下呼吸的時間，但每天五點去加護病房探望他們，是非常重要的時間點，一整天的治療和檢查即將要開始，必須趁這個時間點，詳細了解每個不正常的數據，有哪些可能性的原因？再和主治醫師或專科醫師討論治療方案。

專家會議是十二點半，大部分人都還在忙，時間很緊迫，通常就每個人一個包子就解決了午餐，有一天我看到桌子上出現麻醬麵，心想今天不錯啊，有麵吃，但人一直進來開會，我轉手就拿給其他人，因為他們也都還沒吃，那段時間就是這樣，全心全意搶救，連吃飯都顧不上了。

大家的壓力都很大，太多不可預料的變化，一下子敗血症，一下子肺白掉，一下子沒有小便……任何一個病情變化大家都會提心吊膽，直到最後都平安出院了，這種難以言說的壓力才解除。

雖然壓力解除了，我懇切地希望：

孩子們在遭逢這場人生劇變後，或許臉上、身上都會留下傷痕，但若能因此了解人生的意義和價值，未來，才能更勇敢面對自己的人生。

要發揮自己的良能，要發這樣的好願，真的，像歲末祝福時，他們回來參加，說是要把要送給醫療團隊買花的錢，改捐到竹筒裡。

我很感動，雖然當初來這裡是因受傷住院，但不只是得到醫療而已，也有學到一些人生意義，反過來做個能付出的人。像小玉，本身是護理學系的，她非常用心去關懷周遭的其他人，其實她自己也痛得要命，顏面也受傷，即使很痛還能樂觀的去幫助其他人，回診時還會來看看大家，這樣積極的人生態度，我真的很感動。

盧純德／整形外科主任

塵爆發生當天，我從桃園趕回來，看到陸續送來的病人嚇一跳，幾乎都很嚴重。燒燙傷面積的計算方式是這樣的：一隻腳是 18%、兩隻腳就 36%，所以四

肢一共 54%、身體前後各算 18%、頭部 9%、生殖器 1%，加起來就是 100%。

　　當下我所看到的傷者，有的是四肢全部燒傷，有的連前胸加後背都燒傷，大概都在 5、60% 左右，每個病人身邊圍繞著七、八個醫護人員幫忙打點滴、換藥、插管、安撫情緒……現場的急促和忙碌，就像在打仗一樣。

　　光是點滴跟包紮就忙壞了所有人，因為不是小傷口，又怕傷者失溫，動作還要快。等最後一個病人送進加護病房後，我才稍稍放心，至少初步階段結束。接著到了加護病房，我們又針對每位傷者的生命跡象重新檢視，直到凌晨都不知幾點了，確定初步都已處理好才能放心回家。

　　在短時間之內處理那麼多事情，而且又是很緊急的，但那時候絕對不會覺得累，等到事情都結束了，回到家時，整個腎上腺素還很高，我就開始感覺胃痛。以前有人說當外科醫師心臟要強，我說不是心臟要強，是胃要強。為什麼？因為你常常沒辦法吃飯，而且開刀會有壓力，一有壓力胃就開始痛，甚至造成

胃潰瘍，可是我很少這樣。那一夜，還是我從醫以來，極少數在壓力之下胃痛的。

我每天都有運動的習慣，大概花半小時，做一千下仰臥起坐，以前半小時內只能做到三百下，自己都覺得是極限，持續了十年，竟然就能做到一千下；那一天胃痛，反而做的特別多，半小時做到一千三百下，胃就不再痛了。

整個身體不舒服的情況，會影響到情緒，但是運動之後就會變好，這就是運動的好處；有時當我事情多煩惱的時候，也會去爬樓梯，因為運動會分泌腦內啡產生平靜，此時思慮也會變得清晰；但要運動到一定的程度，不是隨便動一動就好，像是心跳要達到一百二左右，並且持續三十分鐘，那麼身體的整個代謝狀況都會改變，所以我每天都會保持運動半小時。那天雖然忙累，還是堅持要運動半小時，隔天一回到醫院肯定是一場硬仗，一整天都會需要不停進行清創手術，一群家屬肯定急著想要知道病況必須詳細說明……沒有好體力，怎麼撐下去？

第二天，我們三位整形外科醫師已經做好責任分

配，尤其面對家屬說明病情時，不要今天是你、明天是他，一定要統一窗口，由專責醫師來解說。醫療中有一點很重要就是「信任」，假如不信任，不論醫師做什麼處置，都會產生醫療問題，信任要從溝通開始，見面三分情，從談話中增進醫病的互動，互相了解，讓他們安心，而我們也能知道病人、家屬的想法。

　　不過話又說回來，病情說明是有固定時間的，並非整天都在講，花很多時間在解釋的話，對我們來說會把時間打亂，那時候每一分每一秒都很重要，我也跟家屬老實說：「花在解釋上的時間越多，小孩就越危險，我跟你多講三十分鐘，就少了三十分鐘去救你的小孩，如果有問題就在病情解說的時間裡問清楚，不能沒事就來問醫生，我開刀開一半，還要接電話回答問題，這樣不對。」

　　例如有位家屬每次來都會錄音，可能是回去怕忘記，但後來我在開刀時，加護病房打電話來：「盧醫師，家屬要問你，那個某某今天下午開完刀，現在怎麼樣？」

　　「我中午跟他講過啦！」

「他想再了解一下。」

我那時候心想，怎麼會這樣？後來突然想到，他不是有錄音嗎？就請他再回去聽錄音重播。這就需要有共識，讓家屬了解我們的努力，而我們也要體會家屬的擔心，相互了解，彼此信任，就不會造成醫病關係緊張。

很感謝其他慈濟醫院的醫師來支援開刀，大家都是整形外科醫師，要怎麼合作，稍微溝通一下很快就沒問題了；來支援的醫師最主要的就是進行開刀，每天都需要輪流為病人清創、植皮，爭取時間減少燒傷面積，降低感染機率，一直到把皮都補起來為止。

初期，我們一天開四臺刀，每臺刀大概四個小時，一天要花十多個小時，幾乎都從早上開到晚上十一點，情況好轉了後，晚上就盡量不開刀。後來手術室問：「周末要不要開刀？」我說當然不開，他們就很高興，為什麼？喘一口氣！這很重要，如果說今天開完刀就會好起來，那當然我們就拚了，但情況不是，假如把資源、體力全部都耗盡，後面就完了。

這是長期抗戰，我的職責就像是指揮官，假如把

大家累垮了，沒有任何好處。當然也有例外，遇到病人有緊急狀況，哪管周末還是晚上，一定是以搶救為優先。因為病人燒傷面積都很大，這時植皮就是我們首要的任務，也是最重要的一件事。一開始，家長都說要捐皮膚給孩子，但植皮必須用自己的才不會排斥，看到父母這樣為了孩子割肉都願意，很讓人感動。

植皮用的是頭皮，頭皮的毛囊在真皮層的位置，當我們要取頭皮來補在身上時，取的皮比紙還薄，不會傷到毛囊。假如取大腿、肚子的皮，取這裡也是一個面積，會把身上的傷口越弄越大，所以那當下頭皮是最適合的。

這時植皮機非常重要，頭皮一取下來，貼在設計好的軟木塞上，再剪成一小片，黏在一個網狀的東西上，然後拉開，1 可以變成 9。整個頭面積是 9%，但是我們只能取 4%，因為 9% 是連臉也算在內，臉不可能取，取了頭上的 4%，用植皮機一拉，變成 9 倍，就有了 36% 的面積可以用；如果燒傷程度 60%，把 36% 的皮一植，死亡率從 60% 剩下 30%，十天後再植一次，皮膚幾乎就好了。

　　也就是說，植兩次皮，病人就算脫離感染的危機了，而且植好的皮膚還會慢慢延展、填滿其他地方；當然，因應不同病況，也有植皮失敗的時候，那就要反覆植皮，直到搶救回來為止。

　　因此一定要買植皮機，很多醫院都在搶這臺機器，我們趕快找廠商把機器送來，業務說：「別家也要耶！」

　　「我們要買兩臺！」

　　「真的兩臺嗎？有的醫院本來也說兩臺，後來沒有。」

　　「有有有，我們確定要兩臺！」

　　很快地，廠商就把立刻把兩臺機器送過來。因為國內一下子沒有這麼多植皮機，必須從國外進口，我們等不及。為什麼要兩臺？兩間開刀房各用一臺可以同時進行植皮，機器假如只有一臺，我這邊用完之後，要給另外一邊用，還要消毒過，可能需要等候一小時，植皮時間就會延誤，我們連這一小時都不願意等。

　　所謂搶救，就是搶時間，所以那時候我說一定要有兩臺同時進行植皮；很感謝院方毫不猶豫就同意買，那段期間全力搶救，好像打點滴也不用錢、白蛋白也

不用錢、敷料一張就要一千多元，完全不手軟拚命貼滿傷口⋯⋯回頭統計，怎麼花這麼多錢？但是病人一個個好轉，都救起來了，你就會覺得生命無價。

真的，大家都拚了全力，如果科學的研究結果是值得相信的，這次的意外有一半的傷者都會往生；還好臺灣的醫療團隊超越了科學的範疇，實在是不容易，可以說是用時間、金錢、人力，拚出來的成果。

其實最辛苦的是第一個月，每天都必須針對病人狀況精確計算治療的步驟，連晚上也都在聯絡各事項，需要什麼機器、醫材⋯⋯，等到一切都建置起來的時候，就上軌道了。

但是醫院裡並不是只有燒燙傷病人，那一段時間其他外科醫師也很為難，有的病人也很危急，需要使用開刀房，幸好全院通力合作，盡可能相互支援，記得我八月還替一位口腔癌病人開了三十六小時的刀，以及幫一位乳癌病人開了八小時的刀，當時也只能接較為緊急的病人，其他能等的就盡量延後。

即使很忙碌，自己也要能調適，我除了第一天覺得胃痛，之後就再沒有過了，喜歡它就不會有壓力。

除了每天半小時的運動，彈鋼琴也是我紓壓的方式，我彈鋼琴是為了「過關」，專挑很難的、需要技巧性的曲目來挑戰，「過關」就是克服每一小節音符，一首很難的曲子可能有幾十個小節，成功彈出來，就是過關了，這種成就感也是另一種紓壓。

　　但真正壓力解除，是等到病人都好轉出院後！真的，那種高興和安心無法形容。

　　有位病人治療後，傷口從 60% 剩下 10%，恢復情況相當不錯，後來轉到住家附近的醫院繼續治療。可是當我們知道別的醫院有傷者平安出院，卻因猛爆性肝炎突然往生時，我就嚇一跳，想到我們這位病人不知怎麼樣了？10% 的傷口治療得如何？她的主治醫師是王樹偉，我和王醫師先後去她住的那家醫院探望，幸好情況還不錯，也跟我們聊得滿開心。所以雖然他們出院大家都很高興，如果出院後狀況也都很好，我們才會真正放心。

　　這些塵爆傷者能平安出院，不只是砸錢砸人，主要是策略奏效，這非常重要。很感謝院長，每天早上、中午堅持召開的會議，是這場塵爆意外的搶救關鍵，

很幸運我們有一個很強的領導者，是院長帶領全院團隊合作，不然一下子來那麼多病人，只憑整形外科，是沒有辦法達到那麼好的成績。

在我第一次去參加專家會議時，全院早就進行好多次了，因為我一直都沒空，他們曾找過我，知道沒空也不敢再找我，那時每天都在開刀房裡搶救。後來有空了，我趕快去參加，一看到會議上熱絡地討論，針對各項數據的詳細探討，各專科醫師都想盡辦法……我當下非常感動，會議結束後向大家深深一鞠躬，代表病人感謝大家這麼盡心盡力。

祝福他們出院後，復健一切順利，讓生命活出燦爛來。

高銘章／麻醉部疼痛科主任

一般人的印象中，麻醉醫師就是待在開刀房裡做手術的麻醉，其實我們默默做了許多開刀房以外的事，特別是處理生命交關的場景。

比如啟動綠色九號（急救）時，就會有麻醉醫師衝到現場，發揮我們維持生命的專長，為病患做生命

復甦、急救、插管等治療。

　　6 月 27 日，八仙塵爆當晚，我們就到急診室協助氣管插管以及中心靜脈和動脈導管的置放，第一時間以維持生命徵象穩定為首要目標，這也是麻醉醫師的專長。此外，麻醉醫師的訓練必須對內外科疾病及器官系統有相當的了解，並且熟悉各類急慢性止痛藥物的使用，這次塵爆意外事件，麻醉部疼痛科醫師也積極參與傷者的疼痛控制。

　　塵爆發生的第一時間，在院長及麻醉部俊仁主任的指示下，麻醉部成立了麻醉及疼痛控制團隊，期望能為病人接下來的治療過程減緩不適。

　　最初想到的是可以裝設自控式止痛，讓病人可以自行控制嗎啡止痛劑的量，但逐一訪視病人後發現，十三位病人中有十二位的手指嚴重燒傷，根本無法執行自控式按壓。

　　為緩解燒傷造成的極度疼痛，只能由醫護人員經由給藥幫浦調整流速，持續給予靜脈嗎啡的注輸，盼能稍稍緩解這群二度以上燒傷孩子們持續性的疼痛。

　　而避免不了的是，大面積燒傷後的清創、植皮及換藥都需要使用到嗎啡類藥物才能止痛，「是否會成癮」成了家長們心裡莫大的擔憂。而大量嗎啡類止痛劑可能產生的耐受性與依賴性也成為挽救生命外，醫護人員必須謹慎面對的課題，但在醫療團隊及疼痛科醫師的專業管控與監測之下，我們成功緩解了疼痛，且避免嗎啡類止痛劑的耐受性及可能成癮的風險。

　　麻醉團隊的角色，除了為傷者做清創及植皮手術的麻醉，更要負責中心靜脈及動脈導管的置放及更換，因為四肢已無完膚的病人們，根本找不到周邊血管可以使用，還好平日的訓練有素，藉由超音波導引，成功完成每一次的導管置放。

　　另一個特別的角色，是在每次大換藥的時候，由疼痛團隊醫師直接進入加護病房裡，做靜脈的麻醉與止痛，期望可以降低病人對於傷口換藥的疼痛所導致之心理陰影，這是臺北慈濟院疼痛團隊做得很好的地方。

　　進入第二周的亞急性期後，死亡的威脅逐漸減少，疼痛科醫師要思考的是：必須預防使用大量嗎啡類止

痛劑帶來的耐受性與依賴性。耐受性是對同樣的嗎啡類藥物，需要更高的劑量，才能達到相同止痛效果；依賴性則是因為靜脈嗎啡的給予，對於疼痛會立即緩解，快速緩解的過程中易產生欣快感，進而產生依賴。

　　期間，我們進行靜脈嗎啡類藥物之間的轉換，避免同一藥物越用劑量越大，減少耐受性產生；病人一旦可以經口服藥，則盡早轉換成口服嗎啡，可以減少針劑帶來欣快感的依賴性。而燒傷初期，我們即經由鼻腸管加入治療神經性痛及慢性疼痛的用藥，大幅減少嗎啡藥物的用量，也讓孩子們的疼痛得到控制，從最痛的十分得以降低疼痛，維持在零到三分之間。

　　過程中有些插曲，即使我是麻醉科出身的疼痛醫師，累積了多年嗎啡類用藥經驗，深知正確的使用管制藥物並不用擔心成癮問題，但嗎啡和海洛英一樣，都是一級管制藥品，每到夜深躺在床上，一想到還有十三位年輕病人，二十四小時持續使用著靜脈的嗎啡止痛劑，便久久難以入眠，很擔心萬一有一個人因此產生依賴，心中的愧疚將無法抹去。所幸第二周結束前，大部分傷者都轉換到口服嗎啡，心裡的大石終於

放下。

第二周到第四周，陸續清創及植皮完成，進入復原期，以非嗎啡類的止痛藥為主，合併少量的口服嗎啡，就可以達到很好的止痛效果。

滿一個月後，除了少數兩三位傷者手術後及大換藥時仍需嗎啡止痛，大部分傷者幾乎都不需要使用任何的嗎啡類止痛藥，這些藥物的調整由疼痛科醫師每天無聲息地進行，能夠看到傷者疼痛得到控制，又逐漸停掉嗎啡沒產生任何依賴，雖然他們的傷口還未痊癒，但我心裡卻有一種難以形容的欣慰。

隨著傷者皮膚逐漸長好，接著考量的則是復健期及疤痕攣縮造成的疼痛，以及後續可能產生的慢性疼痛。燒傷的當下，除了皮膚，神經也受到嚴重的破壞，神經一旦受傷，復原的過程就可能有神經性疼痛產生，像是極度發癢、針刺感、灼熱感、痛覺過敏，或感覺異常等等的症狀，甚至演變成長期的慢性疼痛。所幸在受傷早期，我們就開始使用穩定神經藥物，像新型鈣離子阻斷劑利瑞卡（Lyrica），可以大幅降低復原過程中的癢及痛，並預防或減少慢性疼痛的產生。

　　照護過程中，我也感受到這群孩子們對麻醉及疼痛控制團隊的信任與依賴。記得一次深夜一點多，一位病人突然很痛，他最先想到的是要請麻醉醫師來關心；還有一位傷者，希望每一次換藥時都有麻醉醫師在旁邊，即便不需要給予麻醉止痛劑，「光是陪伴」就可減緩他的焦慮與疼痛，因為我們的積極介入，讓他們感受到疼痛的減少與陪伴的安全感。

　　雖然累，所幸他依賴的是我們，而不是嗎啡。經過醫護團隊的努力，看到傷者陸續出院，這是最讓我們感到欣慰的地方，也祝福每一位傷者，都可以盡早回復原來的生活。

吳大圩／藥學部主任

　　醫院評鑑要求每一家醫院，保存適當的藥品庫存量供緊急治療或處置，藥學部也訂定因應特殊狀況的備藥機制來因應，包括了大量傷患、緊急災難、政府戰備藥、流感疫情、毒化事件、採購資訊系統當機等狀況。而為了尼泊爾地震的賑災備藥，就是我們臺北慈濟醫院藥學部第一個驗證的機會！

　　4月20日周日中午，我接到趙院長電話告知，慈濟尼泊爾賑災醫療團將在隔天周一出發，我立刻聯繫並調度在苗栗參加活動的同仁們趕回醫院備藥，當晚上十一點備妥約一千公斤的藥品，供首發團帶出使用。我們為賑災醫療團總共備了九個梯次，一千四百一十公斤藥品。此外，評鑑也要求對突發危機事件，藥品等後勤補給，要能確實掌握資源的調度，而八仙塵爆意外的備藥，就是更嚴格的一次考驗。

　　意外發生當天是6月27日星期六晚上，除了林冠伶組長由宿舍趕到醫院參與聯繫調度之外，值班的許悅心、黃雅雯藥師，接收到大量傷患的訊息後，就開始準備藥品提供支援，到藥庫幫醫療單位搬點滴、燙傷藥膏等，總重約四百公斤。當日值班的女藥師體重約四十公斤，為了這些病人的用藥，搬了相當於體重十倍重量的藥品。

　　實際上，當天醫療單位給我們的訊息是，一天的燙傷藥膏會用到兩百多罐，這個用量是醫院平常一個月的用量，所以藥庫藥品存量一定不夠，這個時候，我們就要開始想辦法，怎麼樣生出這些藥？

　　第一個方法，就是先找「親戚朋友」幫忙！我們從花蓮、臺中、大林三家慈院，以及鄰近的醫院去找，感恩這些醫院支援了許多燙傷藥膏、白蛋白注射劑等藥劑。

　　第二個方法，就是直接去找源頭「藥廠」。雖然是星期日，我們還是透過各種關係，找到了藥廠的人，可是藥廠在宜蘭，剛好俞韋如藥師星期日回宜蘭，她的家人幫忙借了一輛貨車，請藥廠值班人員開門讓我們把藥搬回來先放在韋如家裡。因為我約略估計，若不先把藥品取出，以這麼多燒傷病人需要換藥的大量需求，到下周一上班時間，藥廠的藥就會被各醫療單位搶光了。

　　本以為先將藥品搬出，等到周一上班日再讓醫院總務室協助派車取回即可，結果星期日下午接到醫院通知，院內所有燙傷藥膏已經全部用完，我們只好想辦法把藥運回來，感恩總務張立德組長跟林桂萬師兄出車到宜蘭同仁家中取藥，但回程國道五號有假日高乘載管制，跟警察報備這是塵爆醫療急用後，順利獲放行。

　　當晚，新北市衛生局籌到一些醫療物資，也支援我們一些燙傷藥膏。到了第二天，院內連點滴也不夠用，一早七點鐘，藥庫同仁張文強又跑到新莊的藥廠去搬了一百八十公斤的點滴回來。

　　第三個方法，就是找政府主管單位一起想辦法。衛福部設立了一個八仙塵爆藥品醫材的 LINE 群組，我透過群組把需求告訴衛福部長官，衛福部長官立刻請廠商配合。終於在星期三，我們備齊了三千兩百八十七罐、十六天存量的各種燙傷藥膏，一共是五家藥廠的六種燙傷藥膏，因為沒有一家藥廠有足夠的量，能提供我們所有的需求。

　　後來，臺灣的藥廠的生產量陸續趕上臨床需求，本來以為可以鬆一口氣，7 月 9 日星期四，面臨昌鴻颱風逼近的颱風警報，晚上開始下雨，我在雨中騎著摩托車要帶小孩回家，半路接到護理部吳秋鳳主任的電話，告知另一種優碘藥膏明天早上就不夠用了。

　　在大雨中，我立即找了個騎樓避雨，把摩托車停下來，用電話跟同仁聯繫該怎麼處理。負責藥庫業務的韋如藥師其實已經接到訊息，並且趕回醫院。她先

請幼兒園把小兒子送到大兒子的安親班，再請安親班老師幫忙買便當給孩子吃，然後趕回醫院來處理。

我們兩人拚命地聯絡，但是附近的醫院都沒有進這種同廠牌的藥膏，根本借不到。後來我找到新光醫院，雖然廠牌不一樣，但為了明早就要使用，還是得借回來，當晚九點，請總務派車載韋如去新光醫院把藥借了回來，隔天早上的需求量先解決了。

九點以後，我跟韋如繼續聯絡之後要用的藥量該如何備妥。我們同樣地又想到之前的做法，去找生產這個藥的藥廠，藥廠在桃園，但聯絡到藥廠，藥廠卻告知我們即使去了桃園也沒有藥；這招行不通！

我們仍不死心，終於找到之前那家在宜蘭生產燙傷藥膏的藥廠，他們有做同成分的優碘藥膏，也同意我們明早去借藥。

好不容易處理差不多了，晚上我兒子卻興高采烈地告訴我：「明天雙北停止上班上課。」孩子因為不用上課而開心，但我的心情卻沉到谷底，非常焦慮，因為位在東北部的宜蘭若也停止上班上課，這樣藥廠就不會開門，我們就拿不到藥了。幸好宜蘭縣宣布正常

上班上課，隔天早上七點不到，藥庫同仁張文強就跟總務林桂萬出車到宜蘭的藥廠，把兩百罐的藥品搬了回來。

　　整體算起來，這兩次突發狀況的備藥過程，我們藥學部靠自己，大概跑了三百公里，備到了兩千四百公斤的藥品。醫院評鑑規定，突發危機事件要有三天的存量。現在，即使每天要用掉三十天的存量，我們還是能夠維持「藥不間斷」。這就是在院部主管領導下，「藥不間斷，使命必達」的責任感！

　　感恩各單位，如資源管理室、總務室的合和互協，支持我們，讓藥學部在「緊藥關頭」還能做到「供需平衡」，無限感恩。

吳秋鳳／護理部主任

　　在全院總動員照護塵爆傷患的那段日子，我幾乎是一上班就去燒燙傷病房報到，看看有沒有什麼需要緊急調度的，盡量不讓大家擔心醫材和人力的問題。

　　有一次發現病患的尿袋已經快要滿了，因為大家都在忙，我就去幫忙倒掉，結果護理師一看到就趕快

說：「主任，您怎麼在做這個，我來就好……」

　　其實，雖然我是主任，卻從沒認為主任不能做什麼，尤其在這段期間，大家都這麼辛苦卻又這麼投入在付出，我真的很感動，雖然我的個性比較直爽，不太會去抱抱或安慰大家，可是我用的是真誠的心和行動，實際去幫忙解決問題，讓每個人能安心做好自己的工作。在這段日子也看到整個臺北慈濟醫院團隊，盡力「以塵爆病患為優先」的種種努力，帶動了每一個人心中的愛。

　　6月27日的粉塵爆炸事件，不僅是社會環安事件，更是近五百名年輕人的生命教育，考驗著臺灣醫療照護應變及處置能力，臺北慈濟醫院在這次事件中，也陪伴十二個家庭共同接受這艱辛的生命課程。

　　但是照顧塵爆的傷患，也不能忽略其他原來的病患；一開始我思索著到底需要多少護理人力？什麼人適合？人又要從哪裡來？希望是要有經驗、資深的、成熟的，最重要還要歡喜做的，因為要照顧這麼重症的傷患，肯定需要更多的耐心。

　　初步和督導討論後，我們集合護理長召開會議，

討論適合的人選，其實大家的想法都是「能幫忙就幫忙」，所以護理長們很配合，提供對燒燙傷有經驗的護理人員名單，我們從各單位挑選出八位有經驗、資深、成熟優秀同仁，固定承擔每天兩班換藥團隊外，但是估算每天的換藥人力需求龐大，於是我再召募有意願的人來支援。

當我寄出電子郵件，告知大家非常需要更大量的護理人員時，沒想到得到的回應非常振奮人心，不只是報名踴躍，甚至有人說：「主任，您怎麼排班，我就怎麼上。」有位醫師還問：「你們有需要換藥的人力嗎？我太太可以來幫忙。」原來他太太以前是護理專師，也想來支援。這之間，還包括有些因為家中有事本來要離職的人，都主動暫緩。

實際上每天來參與的換藥人力，往往比原排班人力要多許多。例如我去病房的時候看到並沒有排班的人也在現場，就問：「你們怎麼在這裡？」

「主任，我們想要來看能幫什麼忙。」

有的人下班回家了，結果又回來，她們說：「因為睡不著啊，同仁很辛苦，病人也很辛苦。」所以又跑來

幫忙。

　　甚至是護理長認為當病患轉到普通病房後，她們更需要學習如何照顧，就發動單位的同仁前來支援學習：「我們一方面幫忙，一方面先和病患認識，建立好護病關係，以後照顧起來更得心應手。」

　　更幸運的是，有慈濟醫療及教育志業體專業團隊，都有人主動前來支援，這種一家人的感覺實在窩心到極點。為什麼來自四面八方的人會踴躍報名？因為不捨病患的苦，想要盡自己一份力量；因為同理醫護人員的辛勞，也想要分擔。

　　所以我一直覺得自己很幸運，有這麼棒的團隊，面對突然而來的事件，卻能這麼合心協力來投入，我不知道這股力量是怎麼產生的？只知道大家願意犧牲休假以及和家人相處的時間，護理長之間也互相支援，就像姊妹一樣，不用指派，都是主動來，非常非常感動，這股正向的力量，也讓團隊的士氣很振奮。

　　為了讓醫護團隊沒有後顧之憂，能專心安心提供病人專業照護，院長在事發第二天即組成行政後援團隊，固定每天早上八點討論人事物需求及分工合作事

宜。記得在第一天會議中，院長問整形外科盧主任：
「有什麼需要大家協助的？」主任提出三大需求：「希
望病人要集中、規劃感控動線，及要有固定換藥班人
力。」

　　短短二十四小時內，這三大需求完成，每一個單
位每一個部門，無不全力以赴地配合。補充醫材也一
樣迅速，像是有一天護理長告訴我：「優碘藥膏快用完
了。」那時已經晚上七點，我馬上打電話給藥學部吳大
圩主任求救：「明天就沒有藥可用怎麼辦？」

　　那時他正在雨中騎著摩托車送孩子回家，一接到
電話，把孩子送回家後，立刻趕回辦公室和同仁一起
想辦法先跟各醫院借藥應急，晚上九點的時候，先借
到第一批藥，隔天早上兩位同仁還在颱風的風雨中趕
到宜蘭的藥廠，親自去搬了兩百罐的藥膏回來。

　　不論是設置燒燙傷病房的種種需求，無菌衣不夠，
立刻和布服公司討論立刻裁製；病房裡要用溫水需要
溫箱等等，所有需要的東西幾乎都非常快就到位；資
管室和總務室陪著大家一起解決問題，雖然常常已是
下班時間，他們還是一聽到需求就來幫忙處理。我看

到，照護病人不是只有醫護人員的事，全院都動起來了。

除了早上八點的行政會議，還有中午十二點半的醫療會議，足足兩個多月來，每天兩次的會議，給了我們第一線護理團隊強大的支援力，大家不用擔心物品、設備不夠，因為只要我們需要什麼，缺什麼，後援團隊都能即時地提供；只要發現病人身心靈有什麼變化，專業團隊就會處置及照會意見。

燙傷病人照護與其他病人有什麼不一樣？為什麼會震撼國際醫療界？為什麼會讓政府、醫護人員處於高壓緊張之氛圍中？

因燙傷病人需要特別照護環境、設備，大量醫衛、藥耗材，及需多專科團隊的共同照護外，最困難及最艱鉅的是需投入大量的醫護人力。要照顧好塵爆病人，也不能影響其他病人的照護，是這次事件中對我們醫護人員照護倫理上最大的挑戰。

要能從容不迫地面對這次挑戰，指揮官的態度至為重要，院長身為全院的指揮官，他非常關心重視，不但親自指揮與指導，早上的行政會議及中午的醫療

團隊會議，也都是親自主持，可以說是大家的定心丸。常常，在會議上我看著大家，這麼多人的努力，都是為了這些塵爆傷患，就只是希望他們能夠好起來，從第一天到最後一天，直到每位傷患都出院為止，每個人自始至終都沒有鬆懈，認真地提供最好的照護品質，我有時在會議上，心情很激動，覺得很榮幸能身在這樣的團隊裡。

有一次看到清潔阿姨在整理病房時，因為燒燙傷病房比較特殊，有些地方她不知道要怎麼做，我就直接動手做給她看。清潔阿姨很感動，其實我也是，大家都把照顧病人當成自己的事一樣在盡心盡力，就連清潔阿姨也一樣。

坦白講，那段時間真的很辛苦，可是還滿快樂的，因為護理人員本身的天職，就是服務，可是藉著這次機會，讓我們發現團隊原來能有這樣的潛能，在這麼短的時間內把如此重大的事件處理好，覺得比較辛苦的反而是心情，因為會跟著他們的病況有變化，而起起伏伏。

如今，這些年輕的傷患已經出院回家了，我們終

於也能安下心來，在他們未來漫長的復健之路，大家一樣會繼續陪伴及支持，希望這些年輕的生命都能勇敢地走向未來。

康芳瑜 / 外科加護病房護理長

有一天晚上，家屬很擔心為何孩子一下子清醒一下子意識不清，她要求一旦孩子醒了，一定要打電話給她。

「好，只要醒了我一定打電話給妳。」我答應。

「什麼時候會醒來？」家屬要求知道時間。

可是病人何時會醒來，怎麼能打包票？將近一小時裡家屬一直重複同樣的對話，我只好說：「時間也晚了，妳要不要先回去休息？」

「我小孩什麼時候才醒來？什麼時候才會正常？妳能保證嗎？」

「現在真的無法保證什麼，但只要她一醒來，我就立刻打電話給妳。」

「就算是半夜，妳也一定要打電話給我。」

「好，我一定會。」

　　我扶著腰際背靠著牆，因為經期剛好來，身體很不舒服，整天忙碌無法休息，連衛生棉都沒時間去換，那時幾乎快要站不住了，但家屬還是不肯走。

　　雁寒媽（張雁寒師姊）看到這情景，就過來陪伴家屬，好讓我趕快離開，當時已經晚上八、九點，我知道這位家屬因為太擔心，給自己的壓力也很大。我再一次保證：「我一定會打電話給妳，但是我和妳站在這邊越久，進去照顧妳女兒的時間就會越短，所以妳先回去休息。」

　　在雁寒媽的勸說下，她才終於離開。我了解身為父母此刻的心情，換作自己也是一樣會擔心，所以當下我雖然身體很不舒服，快要撐不住了，還是要做到盡量讓家屬安心。

　　視訊時，不只護理師在，護理部主管都會親自陪伴，一旦聽到很感人的內容，其實我們都會避開，因為當下我也會傷心。護理師也必須維持堅強的一面，承擔安慰和可以依靠的角色，不希望家屬或病人，看到連護理人員都哭了。

　　平常也是，我們做治療或換藥時，都會放家屬鼓

勵的話給病人聽，但其中有位病人傷勢很重，媽媽錄
的鼓勵內容非常催淚，幾乎是一邊講一邊哭，換藥時
間又非常的長，我們聽著聽著悲從中來，根本無法好
好工作，只能先把錄音關掉，因為太催淚了，連我們
都被感染了，沒有辦法，一邊哭一邊做……

　　以前也曾照顧過燒燙傷病人，但人數沒那麼多，
這次一口氣面對十二位，要怎麼做才能讓整個過程很
順利？其實當時壓力最大的，就是我要如何密集達到
所有的需求，線上就是立即需要，除了安撫護理人員，
也要催促各單位馬上提供所需的東西，身為主管的心
情，就是怎樣尋找資源，趕快讓線上都順利運作。

　　只要病人有什麼不舒服的反應，我們就會找管道
介入協助，像是社工師、心理師等等，去了解這個孩
子想要什麼？喜歡什麼等等，甚至請身心醫學科的護
理長來幫護理人員上課，讓大家知道如果遇到這樣的
狀況，該怎麼處理？

　　整形外科三位主治醫師，早上七點半就會聯合查
房，同時也跟我們討論照顧的方法。雖然十二位病人
裡每人負責四位，但其實每一床病人的狀況三位醫師

都很了解，純德主任經驗比較豐富，會帶著兩位醫師一起針對病況做處理，不過他們大部分時間都在開刀房比較多，因為需要不停清創、植皮等等。

等到病人轉到普通病房後，換藥小組同樣跟著過去協助，原先我們這邊準備的相關醫材，也會轉移給普通病房應用。其實他們雖然離開了加護病房，我們還是會去關心，只是平時護理師都是戴著口罩，他們只能用聲音辨人，口罩拿下來就認不出來了；他們說，反而是護理師戴著口罩時比較好認。

那段時間真的好忙、太忙，當下事情做完明天還要繼續，有人覺得我們怎麼一直走來走去，但是到底在忙什麼？其實就是一直溝通、一直在解決問題，事後回想有什麼甘苦，寧願覺得都過了，不要再發生同樣的事情就好了，只希望大家都平安。

每天回家，洗完澡就去睡覺，也沒時間跟家人講話，就很累了，只想睡覺，他們也會體恤，只會問你有沒有吃飯，要記得吃飯啊等等，像是家裡發生什麼事，還是小朋友怎麼樣，都沒有，好像瞬間他們都不會生病，雖然一周也能在家裡休息一天，還是一直睡，

養足全部的精神後，上班時間又到了。

　　曾經接到女兒的電話：「媽媽怎麼都不回來陪我做功課？」想不出來有多久無法陪孩子了，我也只能安撫她：「妹妹乖，醫院這裡有很多需要照顧的病人，媽媽暫時不能陪妳。」

　　如今想到病人都順利出院了，除了鬆口氣，也真的好高興好高興，希望他們每個人都能好好過生活，也不枉大家這麼努力把他們救回來。

曾珮瑜／外科加護病房副護理長

　　那時真的沒太多時間去回想，每天開始就一直做，直到回家才算結束。沒辦法去回想今天誰跟我說什麼，我又做了什麼……心理、生理已經累得半死，只想好好休息，養足明天的精神。

　　每天除了忙臨床，還要忙後續的東西。像是敷料需要多少、醫材還缺哪些？跟各單位配合的東西，其實都是我們後端要處理的事情，回到家已經非常累了，累到不知道自己在做什麼，就連怎麼回來的都不知道，完全靠意志力回家。

　　幸好家人很體恤，像我先生不會洗衣服，有一天就突然把衣服洗好，我就問：「哎唷你怎麼會洗衣服？」他說：「看妳這幾天這麼累，想說我就洗一洗……」類似這點小事，就會讓人很感動。感謝家人這樣點點滴滴默默地支持著我。

　　除此之外，病人與家人的互動，也是支持我們努力的動力。

　　每天在視訊探病時間，我都會盡量讓容易擔心的家屬先會客，他們要看到孩子沒事才會放心。

　　但是由於病人燒燙傷的面積都很大，換藥時需要給止痛劑跟麻醉劑，可是在視訊時，如果病人因為麻醉劑而有點意識不清，家屬就會擔心是不是病情有了變化？所以換藥時間點必須抓得剛好，不是提早換藥，就是先會客，然後再換藥，盡量讓家屬看到病人的時候，是呈現精神最佳的狀態。雖然這會增添我們的工作量，不過，讓家屬放心也很重要。

　　有一次，我幫病人的姊姊帶吃的東西走到病床邊：「看看今天妳姊姊給妳帶了什麼？」這女孩很高興，但因為手也燒傷，我就餵她吃。她的家庭狀況雖然比

較特殊，視訊時，她的姊姊問她：「出院後想不想和我們一起住？如果願意的話，妳姊夫說有看到一間房子，是有電梯的，妳上下樓也方便，我們都可以照顧妳。」

這女孩說：「好啊，跟你們一起住。」我當時被她們的姊妹情感動到差點哭了，雖然她們的父母不在身邊，姊姊與姊夫卻這麼替妹妹設想。

有時病人受傷比較嚴重，表達沒那麼清楚，會客時，我們就必須幫忙說明從昨天到今天的狀況，讓家屬安心。

雖然這些真情流露，經常讓我的情緒高低起伏，但我也提醒自己不能太過頭，還是要記得收回來，因為我們要照顧的不只是一個病人而已，一定要保持冷靜，不能影響到工作。

但困難的是，阿長和我，不只要面對自己的情緒波動，還要面對第一線護理人員的心情，傷者因為很痛就會一直哭叫，對學妹們來說，看到病人痛成這樣，心裡很不捨，卻又必須把敷料撕開來換新的，就是要這樣做，沒辦法，可是這樣的心情是很掙扎的。所以我們都會請麻醉科醫師一起進來，在換藥過程盡量減

輕病人的痛感，當然不痛是不可能，就是把疼痛降到最低。

　　留意病人的心理層面很重要，因為這是一個病人的「痛點」。而護理師面對病人的最大痛點是：「我可以問嗎？」「現在到底能不能聊到塵爆那天的狀況？」「他們會不會很害怕？」「問了是可以讓病人抒發情緒？還是讓病人又再掉入那個情境？」這些心理層面的關懷，護理人員也是要學習，我們也會找時間幫學弟妹做加強訓練。

　　我們每次送病人去開刀房時，都會經過一扇門，家屬就會等在那裡，過程就跟電視上演的一樣，家屬會對著病人信心喊話：「你要加油！你要加油！爸爸媽媽都在外面等你。」真的是很感人的一幕畫面。

　　等到他們出了加護病房，能夠開始復健時，會逐漸進步到練習爬樓梯，復健科在五樓，加護病房在六樓，他們就會慢慢走上來我們單位，喘吁吁地來按電鈴，告訴我們：「我今天可以爬到六樓了。」看到他們全身都是汗的跟我們分享喜悅，開心地說：「我進步了！」等等，有時就會開玩笑說：「咦，你躺在床上沒

那麼高，怎麼站起來這麼高？」終於看到他們不再是躺在床上，而是能站起來走動了，這是讓我們最開心的事了！

林麗華 / 供應中心護理長

八仙塵爆發生後，一向在後線補給敷料物資的供應中心，也跟大家一起並肩作戰，絲毫不敢掉以輕心，每天上班的第一件事就是與加護病房聯絡，估算今天需要多少的治療巾、各種尺寸的無菌單，然後盡快準備送達單位讓他們換藥時能有充分物資使用。

由於事發突然，布服室必須緊急調貨才能供應突如其來增加的需求量，那段時間每天都像在作戰一樣，擔心送來的包布太慢或數量不足，無法讓加護病房的換藥小組使用。所幸一周後物資全數送到，我跟同仁們望著成堆的包布時，才放下心中的大石頭！

事件發生後第二周早上，突然因為傷口需要及醫囑改變，需要大量且大片優碘紗布，且要在短時間內馬上供應。得知消息後，大夥的神經都緊繃了起來，因為所有燙傷使用的敷料，不論人工皮或親水性銀離

子敷料，都是製造商供應且大量生產，唯獨優碘紗布，是需要我們同仁純手工製作，將紗布攤開，然後塗上優碘藥膏，過程相當耗時，我們整個供應中心為此忙得團團轉。首先是要緊急向廠商調借大片紗布，再來就是找尋大型容器來盛裝；為了能盡速解決這個問題，請同仁利用上班前一小時，提早出門到醫院附近五金行找尋適合的不鏽鋼容器。

在一陣忙亂後，暫時終於夠應付當天加護病房需要的用量，但明天呢？明天還是得換藥，雖然一口氣採購了數個大型容器，但總擔心仍不夠使用。當天晚上還與同仁研究做其他形狀的優碘紗布，思索著如何才能讓換藥小組使用起來方便，甚至還親身體驗優碘紗布鋪在身上的感覺，以確定藥膏的比例配合是否恰當。

忙完回到家，洗完澡已是晚上十一點半，心裡仍嘀咕著，擔心明天優碘紗布會不夠用，因為醫院附近的五金行能買的容器都被我們買光了，家人建議去附近二十四小時營業的小百貨，說著就立刻開車前往，回到家躺在床上已是凌晨一點半，隔幾個小時還得早

起到醫院去籌備物資，但此時內心反而踏實，終於可以安心地睡覺了。

回想過去擔任整形外科專科護理師期間，陪伴過很多病人面對傷口的治療，但這一次卻讓我感觸特別深，因為這是一大群病人同時進入醫院，同時接受傷口的治療，不論是在前線或後線，我看到所有團隊成員的努力，讓整個照護發揮最好的結果，也祝福每位受傷患者都能盡早走出傷痛。

王鐸蓉／花蓮慈濟醫院外科加護病房護理師

從新聞看到塵爆意外引起這麼重大的災難時，心裡很沉重，尤其自己是護理人員，感觸更深。塵爆發生的隔天下午五點，就接到護理長打電話來，說臺北慈院需要支援的訊息，而且是六點就要上火車，可見情況很緊急，我完全沒有多想，在電話中立刻就答應北上支援，同行的還有陳玟君護理師。

整理行囊及相關資料的時間只有一小時，但因為我的任務除了支援臨床，還要協助教學，非常感謝外科加護病房同仁全力支持，幫忙準備相關物品，不但

有我指定要拿的、含有重要資料的隨身碟，他們還補充了很多燒燙傷資料在裡面，當我和玟君趕到火車站時，同仁已經拿著這些資料和火車票等著我們了。幸好有強大的後盾在支援，我們才能順利成行。

以這次臺北慈濟醫院的狀況來講，他們遇到了一個非常大的壓力——三十床的加護病房裡就有十二床是同一天送來的新病患，這是非常大的負擔，這樣數量的病患如果出現在花蓮慈濟醫院，我們要負荷也非常困難。所以即使我跟玟君都有燒傷照護經驗，每天也必須花非常、非常、非常多的時間，連講三遍，是因為很重要！尤其是換藥，早上八點開始，大概都要到晚上十點到十一點結束。

支援的第一周，我都沒有呼吸一口院外的空氣，時間全在病房裡，大家經常忙到沒時間吃飯、捨不得去吃飯。有人問我：「妳看到這些傷口不會害怕嗎？不會想哭嗎？」其實以我的護理經驗，並不會感到震驚，能做得來一名外科護理師，就說明不會怕這些血肉模糊，但這不表示沒有感覺了。

我很清楚情緒是一個很大的衝擊和負擔，在照顧

傷患的時候，還要為傷患哭為傷患難過，淚眼汪汪之下，還有精神去注意傷患的尿量、心跳、傷口變化嗎？我必須仔細評估傷口的情況，做出最正確的照顧，更何況還要教學，我所能做的，就是讓自己最堅強，把患者的傷口照顧到最好。

冷靜和理智，是長年的經驗累積，不是沒有感覺，工作時如果帶著情緒更是壓力，像這次的傷患，每次換藥時都要承受他們痛哭、狂吼，我們要不被影響，冷靜地完成任務，還要試著用聊天的、安撫的方式、激將法，甚至把對方罵一頓，嘗試很多方法讓病人穩定下來。老實說，的確很殘忍，病人會說：「我就是很痛！」我必須殘忍地回答：「這個痛還會痛很久，不得不讓你趕快學習，不然你怎麼度過今天明天甚至每一天，如果我們沒有幫你把心理狀態強健起來，可能後面的路也走不下去，那你未來怎麼辦？」

就這樣，十二床，換藥的痛苦哀嚎此起彼落，他們非常煎熬，我們也不好受，但還是要鼓勵他們堅強地過每分每秒。

其實各大醫院醫護人員都不足，當病房裡來了大

半數的新病人，這對醫護人員而言是很大的衝擊，對原本吃緊的人力更是很大的負擔。臺北慈濟醫院很了不起，第一，本來就沒有燒燙傷空間，在這種情況下還能夠收治病人；第二，很快就做好相關設置，包括集中傷患，各種硬體設備，醫材提供等等。

　　我們去支援時，無法一開始就進入教學，直接先投入臨床協助換藥，有機會能教則教，希望先緩解大家的壓力，等到狀況較穩定，才能展開教學。一位燒燙傷護理人員的養成，並不是幾小時、幾天、幾周就能學好的，如何濃縮在這段時間內就教完，非常困難，但現在不是箭在弦上，而是箭已經射出在半途，我們只能遇到什麼教什麼。

　　我也發現到大家面臨的巨大壓力，本來已經很忙，又遇到我們一直在旁邊盯著：「妳要這樣做，妳要那樣做。」我們的角色就很不討喜，可是在這種緊急狀況下，我根本不可能慢慢地、輕聲細語地說：「來，我跟妳說，紗布要這樣換，沒關係，不要怕。」哪有時間？課堂上可以慢慢教，現場怎麼可能？傷患可是暴露著傷口，忍著疼痛在等著換藥呢！

　　另外就是，熱心來支援的人雖然多，可是也產生護理人員不固定的情況，常常是要一再重新教起，我們就只好改變教學策略。以一位燒傷 80% 的患者來說，若是熟手，兩個人在兩小時內可完成全程換藥，但對生手來說，即使有四到六人，兩個小時都換不完。臺北慈濟醫院有成立換藥小組，計畫是我先把換藥小組教會，再讓他們去協助及教導大家；另一方面我想到每床的主責護士，如果她們也學會，對患者更有保障。

　　所以一開始很貪心，想把兩組人都教會，病房裡常常會出現我的聲音：「來，我知道妳很忙，但妳還是先來了解這傷口的情況，再去給藥。」忙不完的事情，繃緊的神經，讓新手、老手護理師都有些崩潰，甚至累到哭。但不得不繼續……因為很多狀況不在當下教，無法達到學習效果，例如傷口的認識，沒有看過這個傷口會很難理解，幾度燒傷？好了幾成？顏色變化？用上敷料後傷口反應如何？

　　燙傷後會有一層死皮，醫師必須做清創，新的皮才會長得出來，深度的傷口，還需要植皮。清創、補皮，都是很重要及必須的過程，可能還會重複很多次，

對病人來說是非常痛苦的歷程，唯有在親眼看到的情況下才能告訴護理師，這是二度或三度燒傷，情況比昨天好還是更差？這都需要時間和經驗累積。

　　大家太辛苦，我也很不忍心，再改變策略，先把主責護士的教學放鬆些，主力放在指導換藥小組，請接班者提早半小時上班，當班者晚半小時下班，這樣就可以同時兩班人員一起集中教導，帶著他們一床一床去討論傷患的狀況，遇到的問題是什麼、應該處理的方法。即使已經這麼拚，十二位病人一天換藥兩次，一次需要兩小時，三個換藥團隊，一天得工作十二到十六小時才能換完；大家真的很辛苦。

　　接著，設計單張教學，把整個照護流程仔細寫下來，讓主護和換藥小組能參考。每個步驟沒做好，對病人都是新的傷害，例如無菌原則，大家熱心前來支援是很好，但無菌原則沒有遵守，反而讓病人容易感染，有了換藥工作流程圖的說明，讓所有支援的人都能先看過再進來協助，制度建立了，對大家都好。再者是傷口交班單，畢竟到了後期，一個患者身上可能會有四、五種傷口與換藥方式，必須辨識清楚，才不

會對病人造成另一種傷害。

除了重視換藥流程，還有硬體的設計和建立，燒傷病人必須做保護性隔離，外面的正常菌落對他們而言都會是種傷害，髮帽、口罩、鞋套、隔離衣，這都是基本配備，預防交互感染很重要；換藥過程，對於醫材的需求量很龐大，當我提出用物增設的清單出來，有人就問：「為什麼要這麼多東西？」我的回答是：「不是我需要，而是病人就是需要這麼多配備。」

例如病房裡原本備有三把剪刀，我卻要求一定要有二十四把。首先，換傷口時要把舊敷料拿掉，這時需要一把剪刀將舊敷料剪開，接著清洗，換上新的敷料，這時又需要一把新的剪刀來做修剪等。也就是說，最基本一次換藥，一位傷患至少需要兩把剪刀，十二位就需要二十四把，一天換藥兩次，就需要四十八把，我們準備二十四把雖然夠用，但供應室必須及時消毒才能提供。

其他醫材同樣也是需求龐大，照護燒傷患者必備的醫耗材，不是一般外科病房能應付的。醫材都先準備好，臨床工作才會順暢，人員壓力也會小，傷患也

獲得最好的照顧，所以我們又設計了包布車和換藥車，一般病房裡，推著一車醫材可以照顧所有病患，但燒傷患者換藥，可能一次就要用掉一車的醫材，有了包布車和換藥車，東西一應俱全，不但減少來回拿取的時間，也為患者爭取減少疼痛的時間。

　　這些都是因為我們過去學到的經驗，所以遇到狀況，馬上就能告訴你需要的東西是哪些？數量要多少？不過在當下必須濃縮、快速、填鴨式學習的狀況，大家也許覺得我要求太高，我也知道給了大家更多的壓力，可是一想到患者在受的苦，怎麼樣做可以讓他們獲得最好的照護，是唯一目標，不要求不行，不然就會失去我來支援及教學的意義。

　　我雖然也許嚴格了一點，但面對實際狀況，也一直在做教學方式的調整，當然更不能抹殺大家的努力，尤其要謝謝大家的信任，所以這段期間能堅定、撐持下來的護理人員，都很了不起。我也很佩服臺北慈院的動員能力，不僅醫材、敷料、耗材的供給速度很快，硬體設備也在兩、三天內就備齊並且上軌道。我也擔心只過去支援兩周，燒傷的照顧過程卻是長期的，在

這之後，該怎麼辦？因此，期許自己能在短時間內，將所學無藏私地與同仁分享。

回到花蓮後，陸續看到傷患轉到普通病房或者出院的消息，心裡很感動，我相信臺北慈濟醫院所有的團隊，都會是最開心的，我們只去支援兩星期，他們卻照顧了兩個多月，從頭到尾的付出，不只是用心和辛苦可以形容的。

燒傷護理的經驗，讓我們看得很遠，知道患者不只是在我手中被照顧的這一刻，即使出院了，還不是真正開心的時候，出院不是句點，只是逗點。

因為燒傷患者出院後，還要面對復健、社會目光、家庭支持……時間會有多長不知道，這次受傷的又都是年輕人居多，能不能禁得起這些辛苦的路？所以對我來說，病人出院的開心，並不是永恆的，病人還要平安、快樂地過日子。這才是我們不畏疲累搶救生命的目標。

像我，本身就有脊柱側彎的問題，工作時都必須穿著背架，臨床十五年，就穿了十五年背架，說不累嗎？騙人的，但我沒有後悔，當護理師之後，發現自

己的特質是非常樂意在這樣的環境裡付出，只要患者平平安安地恢復健康，那就是我們最大的成就感和價值。希望社會能給這些燒傷患者更多的支持力量，希望這些平安出院的傷患，都要好好努力地活下去。

謝美玲 / 慈濟大學護理學系助理教授
彭台珠 / 慈濟大學護理學系教授

粉塵爆炸意外發生後第九天，從花蓮北上到臺北慈院參與病人照護，理由很簡單，第一線需要大量護理人力，身為護理教師，責無旁貸。

當芳瑜護理長為我們進行環境及病患介紹時，系上畢業生郁吾過來打招呼：「老師，我原本要開始做治療了，聽同事說老師來了，先跑過來看一下，真的是您們，好感動！」語未畢，淚水已滑落。每天面臨偌大的壓力卻連宣洩的時間都沒有，真是讓人不捨。加護病房護理師瀚賢也是我們系上畢業生，講起當天情形，仍感覺得出全院緊急動員時的迫切與緊張。

平日燒燙傷病患較少見，許多護理人員在此方面的照護經驗有限，很意外地，在花蓮慈院護理部章淑

娟主任的號召下，隔天幾位花蓮慈濟醫院有經驗的護理師便在最快的時間抵達新店協助。有幾位離職的護理師亦在短時間內於臺北歸隊，加入照護行列。在這裡深刻感受到慈濟護理同仁不分院區，展現出的向心力。

　　一場災難，看到護理師們無私付出的敬業精神，學姊帶著學弟妹們一起參與照護，經由一次又一次的討論及改善，盡量在最快的時間內幫助主護護理師掌握病人的照護重點，並站上換藥的主位，以觀察病人最即時的傷口狀況及病程進展，更重要的是照護過程中務必落實無菌觀念，避免人為因素造成傷口的感染。只要無菌技術操作概念不離本，面對不同傷患的照護時，相信亦能得心應手。

　　在參與照護的時間裡，除了一起協助傷者換藥，補充醫材及準備換藥所需的無菌手套及無菌布包外，也到床邊關心傷者給予心理支持。其中印象最深刻的是十八歲的小玉。

　　她就讀護理學校，趁實習結束後和同學約好一起去參加活動放鬆心情，回憶意外發生時的情景她說：

「那時活動已近尾聲，除了活動現場外，四周圍都是暗的，剛開始看到火花時，原以為是主辦單位特地安排的特效，直到有人發現不對勁開始大叫時，才知道出事了。我趕緊跑離火警現場，因為人多，我跑不動了蹲在地上，有人把我揹到靠近水源的地方。那時候感覺雙足像踩踏在火燒過的灰燼上一般，很燙很痛，但為了逃命還是得跑。旁邊有許多人因為推擠或跑不動跌摔在熱燙的地上，尖叫號哭聲不斷，當下閃過念頭的是：這下完了，我媽媽該怎麼辦？

「那時附近的居民，還有其他沒受傷的人都過來關心我需不需要幫忙，心裡覺得很溫暖。」小玉送到醫院時還驚魂未定，身上的包包及手機全都不見了，幸好有人幫忙聯絡上父母親。說完發生經過的小玉表示口渴想喝水，我們協助她喝了水，再讓她睡覺休息。離開病室後，腦裡不斷回想著方才的談話內容，難以言喻的感覺刺痛著心，激盪的心緒久久無法平復。

在臺北慈院這幾天，遇到許多教過的學生主動「認師」問候，心裡備受感動。護理生的培育從基礎到進階照護的學習，無不考驗著護理教師們在專業理論與

臨床實務結合上的實力。此回參與燒傷患者的照護，更能體會到護理技術及原理教學的重要性。看到曾教導過的學生在臨床照護上有如此優秀的表現，也以身為他們的老師為榮。

邱心鈴／神經內科專科護理師

幼年時期，曾因意外遭火紋身，當年治療及復健之路走得辛苦，每天要對抗疤痕攣縮的痛苦，也曾有過抗拒，幸有媽媽一路支持陪伴，才讓我逐步活出自己的人生。過程中，醫護同仁的細心照料，也讓我感動在心，暗自立下要為守護生命而努力的志願，現在也成為醫護專業的一員。

八仙事件發生時，我正休假人在國外，新聞報導的畫面，讓過往的情景又一幕幕浮現眼前，傷者必須面對的傷痛與煎熬，我全然知曉。那不僅是身體上的痛，更是心裡難以抹滅的創傷，不只傷患自己，包括家人、親友都將面臨巨大的考驗，這都是幸運活下來的人必須經歷的過程。 一股強烈的驅動力，讓曾有切身之痛的我，想要勇敢站出去，希望能用自己的經歷，

為傷者與家屬打氣加油。

6 月 30 日，回到工作崗位後，每天利用下班時間，陪伴住在加護病房的傷者，希望現身說法安撫家屬徬徨的心。我以過來人的立場跟他們分享：「雖然傷口很痛，但在剛開始就要請復健科醫師協助，從擺位到對抗疤痕的攣縮復健，對未來肢體功能的恢復很有幫助。」

像關節和皮膚疤痕變厚的地方，就比較難克服，比較沒力；但每個人情況不同，復健師會提供最專業的協助。疤痕的部分感覺比較遲緩、對溫度的感受也較不敏銳，所以在後續照護上要避免疤痕再次受傷，也需要讓傷者在比較涼爽的環境，我盡所能地將這些復健歷程告訴傷者與家屬。當中的點滴辛苦，要親身經驗過才能體會，很感恩自己有能力可以回饋社會，以自身的經歷提供需要幫助的人。

遭逢意外，身體的痛加上心理的恐懼，傷者不免難過痛哭，我告訴這些受傷的年輕人：「有情緒是很正常的，要用力地發洩出來！但是發洩情緒後還是要面對現實，你們會希望家人為你擔心難過嗎？」令人感

動的是，傷者紛紛表示：「不要，我不要讓爸媽為我擔心難過，我要趕快好起來！」

看到有些傷者對於外貌變化感到難過，就安慰鼓勵他們：「人都會老、會醜，你們只是提早遇到。」從疤痕會長成什麼樣子、壓力衣如何穿，到復健會不會很痛等等，我耐心回答傷者提出的問題外；也挽起袖子示範復健動作，讓家屬更了解傷者所需的協助，還和家屬們成立了 LINE 群組，互相分享訊息，彼此加油打氣。

只要傷者可以開始抬起手腳，我會立刻給予鼓勵：「現在的努力是為未來而準備的！今天對自己仁慈，就是對未來的自己殘忍。每天多走一步路，離目標就越近。」

我媽媽說我當年轉出病房時，只能稍微活動手指而已，但是歷經辛苦漫長的復健後，現今生活功能完全無礙；學生時期還曾經是競技啦啦隊的一員，今年甚至參加二十一公里半馬以及三鐵競賽。與他們分享我的「豐功偉業」後，有人承諾要跟著一起玩三鐵，有人要練回以前的八塊腹肌，還有人想參加一〇一登

高賽呢。期望我的復健奮鬥史，能給燒燙傷患者帶來
更多的信心和勇氣。

　　燒燙傷治療與復健的苦痛是無法言喻的，就是很
痛苦。我身上的疤痕是獨一無二美麗的花紋，證明在
無常人生下，也依然綻放出生命的精彩及存在的意
義。我會持續在病房中穿梭，不管傷者是不是出院，
只要他們需要，我都願意盡一份心力。

吳晶惠／總務室主任

　　我們總務室最艱難的任務，其實是「臨時」!

　　這是醫院首次遇到大量燒燙傷病人，所需要的種
種東西，大部分都很「臨時」，常常一通電話來：

　　「器械不夠……」

　　「棉片不足……」

　　「燙傷紗布要補多少……」

　　我們就必須馬上處理。幸好同仁們都能「臨危不
亂」，都能鎮定地說：「好。」然後一轉身趕快十萬火急
地去調度。

　　院長在會議上有鄭重提醒，希望我們做好後援，

全力支援前線不虞匱乏，總務室所有同仁真的做到盡心盡力，我們知道再怎麼累，也沒有醫護人員的辛苦，所以一定要把所有醫材都補到位，讓他們能安心照顧病人。

塵爆意外當天晚上我們回到醫院後，除了想辦法提供各項醫材應急，也趕快盤點庫存數量，因為隔天的需求一定更龐大，像是燙傷紗布、棉捲之類的，都是庫存比較少的醫材。

首先想到的就是向慈濟體系的各家醫院借調，明蘭姊（保管組李明蘭）有十四年的護理背景，她對於第一線需求的品項十分清楚，馬上就知道要先借調什麼醫材。剛好花蓮慈院與臺中慈院才盤點結束，庫存一清二楚，當天就立刻把醫材寄過來支援我們，數量雖不多，可是我們非常感恩，因為在這個關鍵點上，每一項物資都非常重要。

借調的數量當然不夠長期以及大量使用，我們馬上跟廠商聯絡，那時各醫院都在搶貨，甚至開貨車到門口等廠商開門，雖然供應商那天剛好去員工旅遊，無法聯絡庫房出貨，不過業務還是第一時間答應把手

上的貨全部留給我們，這些數量足夠應付第一周的需求。

　　另外是政府單位建立的群組，各家醫院可以在這裡向政府單位提出需求，他們也會想辦法調撥給大家。群組上可以看到各醫院都在缺燙傷紗布、燙傷棉捲，因為我們第一時間就先向廠商訂購了，所以在燙傷的包材上，比較沒有缺乏的問題。除了棉捲、包紮用的東西以外，最需要的就是大家搶破頭的人工敷料、人工皮，因為要從國外進口，平時廠商也不敢囤積太多量，畢竟發生這麼大量的燒燙傷事故並不多。

　　人工敷料一片要價一千一百元，病人的傷口很大，一敷都是十幾片的，每天要更換一次，每天大概需要一百片，等於十萬元，一天十萬塊、十萬塊這樣燒……如果用一個月，初估就要三百萬。但是院長說：「只要病人有需要，就是一定要買，全力去做。」

　　所以我們也趕快跟廠商訂貨，但是他們說要等兩個禮拜，怎麼能等？馬上就要用了。查到出產地是在美國，就跟廠商說：「確定沒貨嗎？那我們自己跟美國的公司買。」廠商很快就回覆：「已經可以調到貨給你

們。」

這個情況持續了兩三周，就一直在追東西，因為每個時段要追的東西都不太一樣，幾乎是拚命在訂貨、調貨、搶醫材。尤其是：「我明天需要什麼。」或「什麼東西不夠了。」……這種「明天就要」的時間壓力，真的是讓整個總務室人仰馬翻。

除了調度這些醫材，還有很多需要外包商的配合，尤其，我希望有個固定又聰明伶俐的清潔人員駐守在燒燙傷加護病房，當清潔外包商說已經派人在裡面了，我就親自去看。

當我一看到是一位將近六十歲、瘦瘦的阿姨時，就覺得跟自己設定的三、四十歲、比較年輕一點、體力比較好的有很大的落差，其他主管看到也都很擔心地問：「怎麼會這樣？不知這位阿姨能不能勝任？」但清潔公司的主管一直說：「沒問題，就是她！」

燒傷病人的傷口會滲出體液、血液等，布包更換非常頻繁，供應中心技術員不斷滅菌，布包送到病房時還是熱的，就知道後勤補給人員是多麼辛苦，再加上每天換藥至少一到兩次，會產生大量的垃圾，諸如

手套、藥品包裝物、病人身上取下的污染性垃圾等，都必須分類丟棄。因為這樣，真的很擔心這位清潔阿姨無法勝任。

　　漸漸地，發現阿姨做事非常認真又仔細，雖然很多清潔步驟很繁瑣，可是她記住以後，就會按照步驟來，一點都不馬虎，一件件把所有事情都做好才會下班。就這樣，從大家本來不信任到大家都完全依賴她，期間轉折真的滿大的。當我們感謝她時，阿姨還很客氣地說：「這是我應該做的。」

　　這段期間除了醫院在忙，其實外包商也跟著我們忙著團團轉，那時大家就像在戰場上一樣，一定要完成這個使命。所以即使這些工作量已經超過負荷，他們也咬著牙把它做完，他們的辛勞不亞於我們的同仁。

　　總務室的心念就是希望能做好醫療團隊的後援，讓他們全心去救治病人，至於醫療以外的醫材需求，就由我們來搞定，所以我們也沒有跟誰說現在遇到了什麼困難，就是把它處理好，解決所有的問題。可是這之間若沒有外包商的配合，也不可能完成每一個任務，真的是由衷感謝這些默默支援我們的外包夥伴們；

感恩，有你們真好！

　　天天都在醫院緊急調度相關醫材，某個周日女兒的同學來家裡玩，總算看見我，不解地說：「阿姨，妳連周休都不能陪小孩，妳可能要考慮換個工作。」

　　我正想著要怎麼回答，女兒馬上說：「怎麼可以換工作，妳不知道那些八仙塵爆的人很可憐嗎？他們很痛很痛，我媽媽去工作，對他們很重要、很重要。」

　　我聽了眼睛濕濕的，這段時間雖然無法兼顧家庭、陪伴孩子，但我所做的都會和孩子們分享，以身教來陪伴，孩子的回饋和懂事，讓身為母親的我好放心！

　　這些無法一一細數的小故事，卻是醫療團隊身後很重要的一股力量，當沒有人幫你照顧堂上父母、照顧孩子的時候，你還能不顧一切去付出嗎？家人的成全，正是愛的來源和動力。

楊明崇 / 工務室主任

　　其實我們單位就是全力配合，而且我不得不說，院長非常細心、準確地領導全院方向，感覺蒙著眼睛也可以向前衝，就好像他都準備好了，我們就跟緊腳

步一直走下去就對了。

　　塵爆當晚許多專業的事項也只有醫護人員能做，我們就趕快補位，幫忙搬運像是無菌的被服、烤燈、清洗……那天晚上我們做的真的不多，都是醫療人員比較辛苦。

　　之後召開緊急會議，外科加護病房其中一個區域要改為燒燙傷病房。我們臨危受命，將此區域原有的負壓改成正壓，各項設置全部調整成燒燙傷病房應該有的規格。這當然不容易，我馬上查詢燒燙傷病房應有的法令，像是環境需求、濕度、溫度、乾淨度等，接著工務室同仁進行分組，立刻行動，我們在二十四小時之內就達成任務。

　　能夠這麼快，除了同仁們的努力，還有很多幕後的志工全力支援。我們不是誇自己多麼快、多麼好，只是「還好」，還好我們趕出來、用得到、來得及，還好我們有強大的後盾，還好有這麼多志工，還有廠商都很配合，知道是塵爆傷者的需求，要調零件或器材的，就算當下沒有，他們也會趕快去幫忙調貨，幾乎可以說全部的人都在幫忙，他們是非常樂意的，這是

放之天下共同、大家的心都是這樣，想幫這些被燒傷的人，有機會盡一點力，都覺得與有榮焉；所以我想這個社會是正向的，非常好的。

但就算把病房改造好了，我們也不是如釋重負，而是想著還可以做什麼、幫什麼？像是家屬需要熱食，同仁就特別注意飲水機的水夠不夠熱？晚上休息時空調會不會太冷？衛生局進駐時，幫他們準備電話、配話線等等；加護病房需要冷藏櫃、溫毯機等等，我們就盡快去架設，醫療的事幫不上忙，就在外圍盡量做。

我跟同仁講：「將心比心，換成是你的親人受傷，你在外面擔心的程度是怎麼樣？如果能早一天讓他們安心，就會放心，那病人也會安心。」

證嚴上人常說：「醫院，要讓病人安心，讓家屬放心。」所以我想這些都不用特別叮嚀，只要聽到要做什麼，同仁們就會馬上去做。那段時間大家都動員起來，雖然最初幾天非常忙碌，可是也不餓、不累、不渴，也沒有覺得壓力，就吃泡麵也吃得津津有味，晚上回去睡個覺起來，早上參加志工早會後，又趕快看看能做什麼，我們沒想到累，就想說怎麼樣可以快點幫一

些忙。

　　尤其看到家屬們掉淚，我們也跟著掉淚，後來看到傷者漸漸好起來，就替他們高興。我們同樣在醫院內工作，雖然不能當醫護人員去救人，雖然做的只是一點點，但仍然與有榮焉，也覺得自己是在救人，在幫人。

　　常常，在會議上我看著大家，心情感到很激動，就是因為覺得很榮幸能身在這樣的團隊裡，這麼多人的努力，都是為了這些塵爆傷者，心念一致，就只是希望他們能夠好起來，從第一天到最後一天，每個人自始至終都沒有鬆懈，認真提供最好的照護品質，直到每位傷者都出院。

　　不過，要能從容不迫地面對這次挑戰，指揮官的態度至為重要，院長身為全院的指揮官，他非常關心重視早上的行政會議及中午的醫療團隊會議，也都是親自主持，可以說是大家的定心丸，這也是團隊的力量能發揮到最大的主因。

黃少甫 / 資訊室主任

決定將家屬到加護病房的探視，改為視訊會客之前，院長親自向家屬說明要改採視訊會客，是為了保護已經受傷的孩子，免於遭受感染的危險，家屬們都很認同。

一開始，我們僅僅認為這只是單純保護這些受傷孩子的措施，但從家屬原本惶恐、無助的眼神，透過小小螢幕看著另一端孩子們，終於稍顯安心的神情，讓我們體會到此時此刻，這視訊平臺已經成為了家屬與病人間所不可或缺的「精神支柱」。我們心中默默地承諾著：「資訊同仁一定會全程陪伴在家屬身旁，做到隨傳隨到，將愛的連線傳輸品質做到最好。」

有時看到孩子們有了元氣，我們會替他開心；有時，看到孩子們狀況不好了，看到家屬擔憂的呼喊或打氣，我們也會難過。好幾次受到視訊氣氛感染，資訊同仁都躲在門外偷偷流淚，但擦乾眼淚撫平心情後，我們還是依舊充滿能量回到現場繼續提供服務。

從 6 月 29 日晚上決定以視訊進行家屬會客後，我

們就緊急布線架設無線基地臺與視訊平臺。一開始是用手機來運作，後來發現家屬很期望可以清楚看到孩子的狀況，經過討論，又全部改為平板視訊，螢幕大，看得更清楚。

可是當護理師說：「我們是用手拿著平板，一直放在病人面前，這樣才能保持近距離。」聽到這樣，我們又趕快準備支架安置在移動式餐桌上，並固定好麥克風，讓護理人員不必那麼辛苦地用手捧著平板。

過了一個禮拜，視訊會客遇到了考驗，颱風來襲的消息，讓我們擔憂視訊很可能會因為颱風造成的影響，而有斷訊的可能性，因此著手規劃視訊與網路的備援方案。在與慈濟基金會資訊處陳靈均副主任談起這樣的擔憂時，他立刻說：「不用擔心，我們這裡有4G的設備可以支援你們。」

很快地，他隔天早上就從花蓮來到臺北，親自把設備送過來，在我們向他道感恩之時，陳副主任只是輕描淡寫的一句話：「能幫得上那些孩子最重要。」為了讓視訊品質更穩定，陳副主任還協助多次測試，加高頻寬，降低干擾，大大提升視訊影像品質。

看到病人和家屬順利使用視訊相互打氣鼓勵時，我們都感到很開心，因為資訊組同仁默默許下陪伴的承諾後，一直都很密切注意視訊連線的效果，以隨時調整到最佳狀況，只希望能幫上一點忙。

記得有一次，在電梯偶遇兩位塵爆病人，看到他們為了努力復健而氣喘吁吁、滿頭大汗，我們不由自主地鼓勵他們：「加油！」雖然他們不認識我們，但我們永遠在背後默默地祝福，希望他們未來能持續努力，早日恢復健康。

江政陽 / 總務室庶務組組長

非常感謝這次外包商的大力配合，像是清潔、傳送、布服這三家公司。

為了塵爆傷者，他們必須額外增派人力，也必須配合感染控制動線的變更，例如人從哪裡進去？怎麼出來？清潔人員怎麼運送垃圾才符合感染控制的標準？

首先要感恩布服外包商美德耐公司，他們平時一天來收兩次需要更換的布品，但燒燙傷病房一天要收

四次，不但必須增加人力、時間，還要隨時配合單位要求的布服數量做調整，不管每天需要什麼，需要多少數量，他們總是想盡辦法調過來給我們，幾乎是天天在加班趕工。最感動的是他們完全配合，不但答應會把更換下來的布品全都收完才離開，也會供應足夠數量的布品，不論是枕頭套、床單、被單等等，過程完全都不讓我們擔心。

清潔外包商榮順公司，也幫我們找到專門服務燒燙傷病房的清潔人員，原本是拜託外包商調派較年輕、體力較好的，後來決定由一位快要六十歲的名琴阿姨負責。當時幾乎所有人看到她，都會覺得：「不太適合吧？年紀太大了！」擔心龐大的工作量對她而言太勞累，很多人都充滿懷疑。

為了保護燒燙傷病人，所有東西都是專用的，清潔更要做得非常徹底，只要指定哪一床，哪一床就要全部重新清理，病人進去開刀房後，中間可能還需全部清理一次，消毒、更換所有布品，目的是為了降低感染。工作量真的很大，整理一床有時要兩小時左右，一天清四床就會累到想哭，清六床更慘……

　　可是名琴阿姨平時就在加護病房服務，認識的人都很肯定她的服務品質，當我知道是她要來燒燙傷病房時，其實是很安心的。雖然也有找其他優秀的清潔人員來支援，畢竟這裡的特性不同，這位阿姨的認真程度，是讓大家都最感動的，不是只有醫療人員需要培養，一個醫院清潔人員的養成也很需要下功夫，事實也證明「薑是老的辣」；這區的清潔，確實她做得非常好。

　　傳送外包商臻霖公司平時很支援我們，在這個特殊時刻更是力挺，像是感控流程為了配合燒燙傷的國際標準一直修改，改了第二版、第三版，但傳送中心沒有抱怨過，只要感控設定標準之後，我們就會去找傳送中心的主管來現場走一次，溝通過程，接著他們就會自動調整到最好。

　　感控的路線設定後，傳送的作業就不能像以前那樣，本來可以直接把東西送進去，現在不行，只能等在門口，等裡面的人出來拿。有時傳送人員就站在門口等很久，因為裡面正在忙，無法處理，他們只能等待，可是也不會生氣，雖然等待會耽誤更多時間，但

是在面對塵爆這個關鍵時刻，他們心甘情願地等，不必多解說什麼，就自然調整到配合的模式。醫院不能沒有他們，真的非常的感謝每一位工作人員。

其實我也曾非常擔心，擔心像這樣一直丟變化球給這群外包商，他們會不會受不了？因為每多派一個人，就是多一些成本，但是他們都自行吸收，也沒有抱怨，還一直跟我們表達「會全力支援！」真的很讓人感動。所以我們都常常跟他們道謝：「辛苦啦！」或者送一些小點心來表達感謝之意。

護理部秋鳳主任也常跟我們講：「辛苦了。」因為當下的變化真的太大了，總務室前前後後不停因應需求而調整，就是要使命必達，甚至有一次我回家時，已經開車在路上，卻接到電話：「現在急需要一個鞋櫃。」我就再開車回來，去倉庫幫忙找適合的送過去。

慈濟說「辛苦了」就是「幸福了」；意思是我們還有能力可以做一些事情，是幸福的，所以那段時間真的很辛苦，但是也很幸福。

張亞琳 / 營養師

燒傷病人是哪幾床？他們可以吃東西嗎？燒傷的面積多大？雖然臨床經驗十年，但是第一次照護燒傷病人，深怕自己疏忽任何一項評估。

真正看到病人，才知道原來他們傷得這麼嚴重，而且病情變化超乎預期，原本有幾位可以由口進食，甚至跟我聊天，但是幾小時後忽然馬上需要插管……這段時間從早到晚待在燒傷病房，看到慘不忍睹的傷口、聽到病人聲嘶力竭的哭喊聲、焦急的家屬、情緒崩潰的護理師，再加上全院主管總動員的有形無形壓力，下班後我仍繼續搜尋資料一直到深夜……回想起來，真是一輩子難忘的經驗。事件發生到現在，有機會分享時，仍然是止不住眼淚，其實哭的不只是辛苦，感動的地方也是非常多。

因為醫護人員連吃飯的時間都不夠，我也幫忙餵飯給病人，有位傷者情況一度很危急，當他狀況穩定了，可以坐起來時，大家都為他拍拍手，非常高興，他請我幫忙照一張全身照，要讓父母看到他好好的，

這是因為視訊時只能看到臉，一直沒機會看到全身的樣子。我拿去等候區給家屬看，住院以來，第一次看到兒子全身的樣子，父母都是激動又高興地哭了，我在一旁也跟著感動掉眼淚。

「營養」對於燒傷病人來說，從頭到尾都扮演著不同的重要角色，從一開始腸胃道功能的建立及免疫功能的維持，接著病人是否能順利地接受清創、植皮、長皮、脫離呼吸器、抵抗各種細菌的入侵等，到後來支持病人有足夠的體力與肌力來持續做復健；因此營養是從病人一開始入院就要介入，而且不能中斷地持續到最終病人復健完成。

當時評估這些燒傷病人，每天得要吃足十二個便當的量，才足以應付身體所需，因為他們需要的營養素，是一般人的 1.5 到 3 倍，尤其是燒傷初期，一天至少需要 3000 大卡的熱量。為了同時可以大量且直接讓傷者吸收到養分，又要避免胃部膨脹難受，這些營養素是以鼻十二指腸管直接灌食；隨著病況改善，傷者恢復由口進食，飲食的重點還是以高蛋白為原則，因為它是傷口癒合最主要的一個營養素。除了蛋白質的

補充，包括維生素 B、C、D、E，以及礦物質鋅、硒，還有麩醯胺酸這類的胺基酸，皆是需要多補充的營養素。

雖然燒燙傷病人需要高熱量的攝取，但這樣的熱量並非來自脂肪，因為過多的油脂，不僅讓消化速度變慢，還可能造成發炎反應，影響傷口癒合，反而像是豆漿、豆花或者是蒸蛋，以及一些高蛋白的營養品，在這種非常時期，比起肉類更容易被消化。

但是病人家屬從電視、網路上獲得許多五花八門的飲食資訊，從一開始就不斷湧入一堆各式各樣的神奇食物與飲食問題，家屬還會帶很多食物，像是炸雞、牛排、補品等等想要給病人吃，處理這些，反而要花很多時間去一一解釋、查找資料來說明。

因此，院內辦了不僅一次的家屬座談會，及燒傷飲食說明會，同時也向病人說明此時對他們最適合的食物及營養的重要性。院長在家屬座談會上，強調素食飲食對他們絕對是足夠營養的，更向家屬表示，病人的營養，我們都會以最高規格照顧好，院長大力支持該用什麼就用什麼，不論價格或成本，要給病人最

好的營養補給。事實也證明，病人的傷口復原及長皮的速度也一如預期，都很順利地轉到普通病房。

這段時間，很感謝院長及主管們對於燒傷病人營養的重視，讓我們更有信心及空間來努力將營養師的良能發揮到最大，提供最好的營養照顧。

社工師與志工們 / 社會服務室

八里塵爆傷者初入院為急症期，以救命為第一優先考量，但在第一時間，社會服務室就開始蒐集每位傷者狀況，為後續療程及復健安排做準備。一直是慈院強力後盾的醫療志工，也在當晚就進駐急診室膚慰焦急不安的家屬。此外，院長室也指派身心醫學科組成團隊，希望輔導傷者面對現狀、耐心接受治療，並安定家屬的身心狀態。

由於傷者多是著泳裝參加活動，身上沒有任何證件。「要如何在第一時間確認身分並聯絡家屬，是災難初期最重要的工作。」臺北慈院社工師林家德提到，社工師一方面要安撫傷者的情緒，另一方面也讓焦急的家屬來到醫院時，能夠盡快了解醫療處置，加速醫病

間的溝通。其中有一位傷者遺失了手機，焦急的他只記得南部老家電話，但又不敢打深怕高齡的奶奶擔心，社工師靈機一動，透過臉書展開尋人任務，很快就找到這位傷者的父親。

在後續的陪伴過程，社工師也是想盡辦法鼓舞士氣。有社工師將珍藏多年的迪士尼紀念筆，送給即將截肢的傷者，鼓勵他努力完成復健目標。「社工師的工作，有時要在超越現有資源的條件下，努力達成目標，讓患者得到最妥善的照顧。」林家德有感而發。

始終默默關懷陪伴傷者和家屬的社服室主任吳芳茜，說出了社工師們心中的惦念：「隨著傷者病況穩定，轉出加護病房，社工師除了亦師亦友，開始思考接下來要面對的關卡，如何復健、生活照顧，怎麼幫助病患回歸社會等大小事外，更會協助家屬，一起面對後續的就醫、就學和就養問題。」

「身心是不分家的、一體的。」災後身體的損傷與心理的恐懼焦慮相依相生，身與心是要一起被照顧的，身心科陳益乾主任說：「為了讓家屬心安、病人受到最好的照顧，身心科在事件發生後，立即組成包含五位

醫師和五位心理師的團隊，以一對一的方式共同關懷傷者。」

　　一路陪伴傷患的臨床心理師林宜家，分享照護傷者心理的方式：「面對創傷後的壓力反應，心理師主要的危機介入工作就是安身、安心，還有安適。這包括，一是促進他們的安全感，二是促進他們穩定，三是促進效能，第四是促進傷者與社會的聯繫，再來第五就是促進他們希望。」

　　醫學研究發現，重大意外受傷後，大約有六成的病患在一個月後左右會產生初期的「創傷後壓力症候群」，及早介入能讓急性壓力反應盡早度過。身心醫學科李嘉富醫師轉述證嚴上人在志工早會的開示：「這都是叫做減災工程，希望災難預防在前頭，有預防有戒備，自然就會減輕災難損失。」

　　除了醫護動員，醫療志工與社區志工也立即啟動，全心投入膚慰。塵爆的第二天，志工關懷小組正式成立，以每組兩人共五組的志工人力，陪伴關懷傷者家屬。志工周明雪說：「家屬心裡焦急不安，而初次面對如此特殊的意外事件，志工一時不好拿捏要用什麼樣

的語言跟家屬互動，心境也是忐忑不安的，但還是透過肢體語言溫暖家屬的心，盡量去聽他們陳述，逐漸建立信任與情感。」

意外來得突然，讓人措手不及。家屬幾乎是從孩子住院後就一直守在加護病房外，對體力和精神來說，都是極大的負荷。志工與家屬互動密切，家屬的狀況志工都看在眼裡。不少家屬在多日後已顯出疲累，卻仍鎮日守候，不願離開。志工們就會以同理心勸說：「將來離開醫院以後，復健的路更漫長，所以你要比孩子有更好的體力，才有辦法照顧。為了走更長遠的路，是不是要有適度的休息？」為感恩醫護、為傷者祝福，臺北慈院在院內舉辦祈福晚會，邀請所有家屬參與，祈求善念共振，遠離災難。

一個多月的時間過後，眼見傷者一個個脫離險境，志工們滿是歡喜與感恩。慈濟志工除了對家屬採密集卻分組的陪伴，視家屬需求，每日提供營養品、餐盒、水果，對於家屬的求助，也立即評估支援；出院後，醫療志工階段性任務告一段落，就由當區的慈濟志工補位，讓關懷不中斷，支援不中斷。

　　這次八仙塵爆傷者多是年輕人，需要長期陪伴關懷，如何找回人生價值與開展新路，是最核心的身心重建工程，就如漫長而艱辛的馬拉松接力，臺北慈院醫療團隊與身心科醫師、心理師、社工師以及慈濟志工密切合作，要當傷者和家屬最強力的後援，陪他們共度難關。

周明雪／新店區慈濟志工

　　過去我們陪伴的個案，都是陪伴一個段落而已，但這一次塵爆事件，趙院長鄭重請託，希望分配到陪伴任務的師兄師姊，能暫時把手上的其他志工勤務轉託，全力以赴陪伴傷者及家屬，甚至要有奉獻犧牲的精神。

　　所以當時我們內心都已經有了準備，這次的關懷是長期陪伴，甚至是全天候陪伴，這就必須依靠團隊運作，而不是少數志工能做到的。首先我們將志工分為八組，每一組有十五至二十人排班，每一組負責關懷兩個家庭。趙院長還特別請志工團隊和社工師一起開會，讓大家都清楚每位傷者的家庭狀況。

前一周家屬的情緒基本上都不好，大家彼此陌生，但又要去接觸陪伴，也不是容易的事，所以我坐在家屬旁邊第一個動作就是握對方的手，很誠懇地說：「我知道你這時候心裡很痛，我們也不知道如何幫助你，但是我們真的很想陪伴你，不知道能夠為你做什麼⋯⋯」有的家屬慢慢願意講出自己的心情，甚至講著講著就哭了。

上人說過：「親為子操心，子女不安心；親為子祝福，子女自得福。」我常常把握機會和家屬分享：「這時候妳孩子正在生死拔河，很需要妳的祝福，如果妳一直哭一直悲傷，實際上母子連心，父子也連心，雖然妳人在外面，可是妳的祝福力量孩子收得到的，這時候妳要不斷祝福妳的孩子，孩子在妳的祝福之下才會越來越好。」我安慰家屬：「雖然沒有辦法像醫護人員一樣直接搶救，但是透過正向的祝福，也會產生一股力量，一定能傳遞給孩子。」講完後，家屬眼睛就亮起來了，本來很悲傷、很無望，她聽了覺得有道理，自己也跟著振作起來。

在這種時候，讓家屬知道可以用什麼樣的方式去

幫助孩子，他們就會產生希望，提醒自己不能只是悲傷和擔心，更要轉為鼓勵祝福，這才是力量。

　　另一位媽媽幾天下來已經很疲累了，我常常看到她累到寧願趴在桌子上，也不肯回家休息。我耐心地說：「現在守在這裡也只能視訊會客，等到孩子轉到普通病房，那就需要家人二十四小時照顧了，回到家後，復健之路更漫長，所以妳要比小孩有更好的體力，將來才有辦法照顧，為了走更長遠的路，是不是要適度休息？回家好好地睡個覺，精神體力都足夠了，接下來才有辦法陪伴孩子。」她一聽覺得有道理，就願意先回家休息。

　　只要站在要用什麼方式才能對孩子更好的立場，家屬就比較容易接受，要不然，先生怎麼勸，她還是不願意離開，縱使已經累癱了，還是堅持要守在那裡。上人常說要有同理心，關懷陪伴就是要站在對方立場來想，但我們也是透過互動，再從中慢慢去體會這個道理。

　　塵爆的第三天，院長了解到家屬的不安，希望盡快舉辦祈福會，動員更多人的力量來祝福。我們就馬

上策劃，大概早上十點確定方案，下午六點鐘就舉辦祈福會，更利用會談時間、送便當時間，邀約家屬們參加。當晚參加的人很踴躍，甚至有家屬跪下來感恩醫護人員，他們其實有感受到醫護人員簡直是「用生命在搶救生命」的情懷，但是沒有機會表達感謝，就藉著祈福會表達出來。

其實，志工也只是一個拱橋的角色，會適時讓家屬知道：「現在能夠搶救你孩子生命的人是醫護人員，你坐在這裡乾著急，可是醫護人員是用所有的力氣，等於用自己的生命在搶救你們孩子的生命，他們也需要被肯定，尤其是家屬的肯定，這樣醫護團隊才有更大的動力來搶救。」

我們希望家屬在悲痛之下還要有感恩之心，你很愛孩子，可是只能在這裡乾著急，是誰來救他？是第一線的醫護人員。那醫護人員也需要家屬給他們力量，家屬能夠給醫護人員最大的力量是什麼？就是一顆感恩的心，好的醫病關係就是這樣子來的，彼此相互感恩。

家屬理解這個愛的循環時，也很感動，在他們痛

苦紛亂的思緒裡，開始有一份感恩心萌生，上人說過：
「有感恩心的人最有福。」所以當家屬自願上臺表達感
恩，是很有感染力的，現場不是感染痛苦，而是感染
感恩，這股正向的力量才會大。志工的角色就是如此，
我們沒有辦法搶救病人的性命，但可以扮演好陪伴家
屬的角色，安住家屬的心，啟動正向思考。

祈福會的出發點，第一要啟動正向、祝福的力量，
而且是集眾人的力量來祝福；第二，讓家屬了解在悲
痛之餘，其實全世界有很多人在為他們祝福；第三，
家屬看到了醫護人員的真情流露，尤其趙院長代表醫
療人員講了一席話，表達所有的醫護團隊都會全心全
意搶救你們的小孩，這話非常讓人感動；第四，讓家
屬有機會表達對醫療團隊及社會大眾的感謝。這些就
是善的、愛的循環。

想到家屬每天守候在這裡，不思飲食，我們決定
另外準備便當和水果，由志工親自來煮，每天變換菜
色。這是第四天開始啟動的，早上九點多決定，十一
點多便當就送到了。但除了提供給塵爆的家屬之外，
等候區還有其他病人的家屬，我們同時也送便當給他

們一起享用，帶動素食。要護生，就不應該殺生，護生也有一股力量能為親人帶來祝福。

後來有些家屬不但發願茹素，還每天去薰法香、聆聽上人開示，甚至天天禮佛一百零八拜，祝福孩子平安。同時為了加強志工的醫療概念，慈濟基金會與院方也請陽光基金會來分享，讓志工們除了付出愛心陪伴，還有知識性的提升。

每一次災難發生的時候，上人就告訴我們要「輕、柔、慢」，我在這次就體會到，真的要很輕、很柔、很慢，因為這時候家屬的心也是破碎的，無所適從的，如果我們關懷的動作太快、太急、太硬、太重，他們反而難以接受。

因為跟家屬是天天見面，就等於「愛的存款」已經存起來了，像有位家屬總是自己坐在那邊滑手機，說我不需要你們的關懷。長時間下來慢慢熟悉了，他就會把一些情緒告訴我，又說覺得不需要任何的幫助，但我還是告訴他：「其實祝福是一股力量，一個人的祝福有限，兩個人的祝福也不夠，有眾人祝福的力量，對於搶救孩子才更有幫助。」後來他就接受了，也願意

吃志工準備的便當，並接受這一群志工的關懷。

　　有一位媽媽聽到孩子可以吃東西了，好高興，趕快跑來找志工：「師姊、師姊，我兒子可以吃了，你們可不可以趕快去煮給他吃？」我們當然是很樂意，但也要理智：「可能要先跟社工師講，請營養師安排，雖然可以吃了，但現在應該吃什麼才是最好的？如果煮來的食物不適合就糟糕了。」

　　我平常就是一個充滿活力、很有元氣的人，可是塵爆的第一周，每天回到家就覺得元氣耗損好大，家人都說簡直是虛脫了。做慈濟志工二十多年來，從來沒有任何一次事情像這樣子，每天回到家都累到一點元氣都沒有。因為這是一場生死拔河，我們這一群人，不管醫療團隊或者志工，要用多大的力氣，才能把傷者救拔回來？相信醫護人員一定是更累的。

　　幸好平常在慈濟世界裡，上人常常在精神層面鼓舞大家，有句話說「書到用時方恨少」，我們是「書到用時真好用」，心理上已經被建設得很好了，不但能自我成長，還能產生正向能量帶給別人。

　　一般來說，發生了事情就是自己的事，為什麼突

然出現了一群陌生人一直環繞著他？家屬一開始會有抗拒的心是正常的，這也是慈濟人在面對突發事件、陌生人，彼此之間如何超越冷漠與距離的重要學習，但是志工不是現在才臨時訓練的，是長時期在慈濟世界的慈悲喜捨氛圍中，慢慢培養出來的。

永遠都是用正向的觀念去看待，是非常重要的，事情已經發生了，如果用正向去看待這件事情以及未來，對傷者和家屬都是很重要的目標，祝福所有的人。

邱清香／新店區慈濟志工

從來也沒有接觸燒燙傷病人，一開始心裡也很惶恐，剛開始跟家屬接觸時，他們一點表情都沒有，臉是凝住了，也不會跟你講話，眼淚也掉不出來，只能默默陪伴著。

我住在安康，幾乎每天都會來，有一次某位媽媽說：「口很臭啊怎麼辦？」我就去買最好的蜂蜜，再把檸檬洗乾淨切片，泡成檸檬蜂蜜茶給她喝。另一位師姊更用心，每天都熬木耳熬好幾小時，送來給家屬喝，

只要看到他們露出笑容，我們就覺得很高興。

　　等孩子們轉到普通病房，我們跑得更勤快，常常就會煮一些食物帶去，保持關心，也把握跟孩子互動的機會。

　　事情都告一段落了，孩子們也都出院了，就轉由社區志工接手陪伴，我就趕快去看眼睛。這段時間來回醫院，我走得一雙藍布鞋都破掉了，不知道為什麼眼睛也一直模糊，醫生說因為我有白內障又快速老化，等到關懷告一段落，我才去開刀，處理白內障。

　　老實說，那段時間非常勞累，總是想著今天要帶什麼去給孩子吃？要怎麼陪伴家屬？我們可以為他們多做什麼？不只是體力的耗損，更是心力的煎熬。在普通病房時看到孩子滿身的傷痕這麼苦，又很捨不得，雖然不是我們的小孩，可是志工們都是很真心真誠在陪伴的。

　　累歸累，看到他們都能出院回家，真的好高興，非常的替他們高興啊！

愛心葡萄與慈濟志工

在八仙塵爆意外中，有一位 25 歲的傷者劉先生，他為了救女友，不顧自身安危又衝回火場，造成全身 70% 燒傷，送到淡水馬偕醫院急救。

「兒子出事真是讓我們措手不及，把什麼都打亂了，也無力照顧葡萄園，最近的雨水嘩啦嘩啦的下，葡萄損失將近六成……」劉爸爸心情沉重，要北上照顧兒子卻又心繫果園。

劉先生的爸媽是在南投縣信義鄉種植葡萄，為了照顧受傷的兒子，兩地奔波，心力交瘁，七月適逢葡萄採收季，又遇颱風警報，不趕緊採收，恐怕血本無歸……

慈濟志工得知劉爸爸的無奈後，立刻動員人力幫忙採收葡萄協助裝箱，讓他們能安心在醫院照顧兒子。從 7 月 7 日至 8 日，7 月 20 至 22 日，連續兩梯次共動員兩百多位志工，協助採收葡萄超過七千斤。劉家的鄰居們感動地說，鄉裡採收葡萄，從未見過這麼多人一起出動，真是創下紀錄！

　　而這些愛心葡萄由慈濟志工與善心人士發心認購，分批轉贈至全臺五十多家照護八仙塵爆傷患的醫療院所，借花獻佛，感恩和慰問醫護人員為守護生命付出的努力。

　　「幸好有這些師兄、師姊幫忙，不然我們也沒辦法去收成葡萄。感謝慈濟志工盡心盡力地幫忙，紓解我們的壓力、體諒我們的心情，所以我非常感恩，希望兒子快點好起來，我們要和他一起去鼓勵其他病人。」劉爸爸、劉媽媽對於慈濟志工的協助充滿感謝。

　　7月7日，愛心葡萄送抵臺北慈院，慰勞辛苦的醫事人員，7月8日，愛心葡萄送抵花蓮慈院，當時花蓮慈院也收治三位轉院的塵爆傷者，高瑞和院長與護理部主任章淑娟親自將三十箱的愛心葡萄分別送往急診、外科加護病房、燒燙傷中心、整形外科病房、復健科，感恩醫護團隊的辛勞。醫護團隊謙虛地直說，相互支援，幫助傷者度過難關是本分事，大家都希望傷者要堅持下去，早日重回平安的生活。

　　而其他醫療院所收到愛心葡萄後，也紛紛在 LINE 的醫護群組裡表達了感謝之情——

●宜蘭縣羅東博愛醫院：

感謝慈濟冒著風雨送來很具有意義的愛心葡萄，

已全部分送給醫療團隊。感恩！

●臺北市新光醫院：

在我們醫院，謝謝有她們的參與及對家屬的關

懷。只要有長官來，我就介紹慈濟師姊對我們的

幫忙，邀她們一起合照，留下紀念。

●新北市恩主公醫院：

感恩慈濟的大愛，滿滿的愛心，恩主公醫院收

到，也傳達給同仁們了，謝謝。

●臺中市中山醫學大學附設醫院：

同仁非常的感動，真的感恩。

●臺中市童綜合醫院：

我們也收到了這份暖暖的溫情，護理人員收到後

感到很溫暖與窩心，謝謝。

●臺北市國泰綜合醫院：

今天下午已分送給照護單位，感恩，感動！

●新北市汐止國泰綜合醫院：

謝謝關懷物資和人力和精神鼓勵打氣的大家，我

們除了護理人員感受到滿滿的溫暖外，我也提供
給其他後勤團隊，供應室、布服、清潔人員、行
政物資……有她們馬不停蹄地運作讓前線的護理
人員無後顧之憂。再次謝謝大家！

●高雄市義大醫院：

感恩慈濟大德，義大醫院雖只收治一位病人，也
於今日收到好吃充滿愛的葡萄，已轉提供給所有
參與夥伴，不管是前線還是後勤，大家都非常感
謝！

●臺南市奇美醫院：

感謝慈濟，奇美今天也有收到愛心葡萄，已分送
給醫療團隊。感恩！

●臺北市萬芳醫院：

萬芳也收到這甜美的水果，分送給各護理站享
用，謝謝感恩大愛。

●苗栗縣頭份鎮為恭醫院：

真的很貼心～

●彰化基督教醫院：

謝謝，彰基也收到，只是當時收到通知是提供給

照顧八仙的醫療團隊，所以我們提供給門急診、燒傷中心及來支援的 ICU 單位，大家都感受到滿滿的愛！再次感謝。

●中國醫藥大學附設醫院：

接到大家的愛心，給我們的關注，對我們來講意義非常的重大。

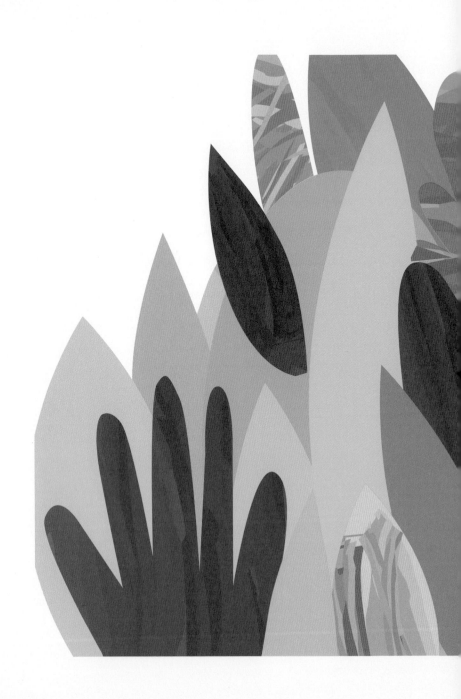

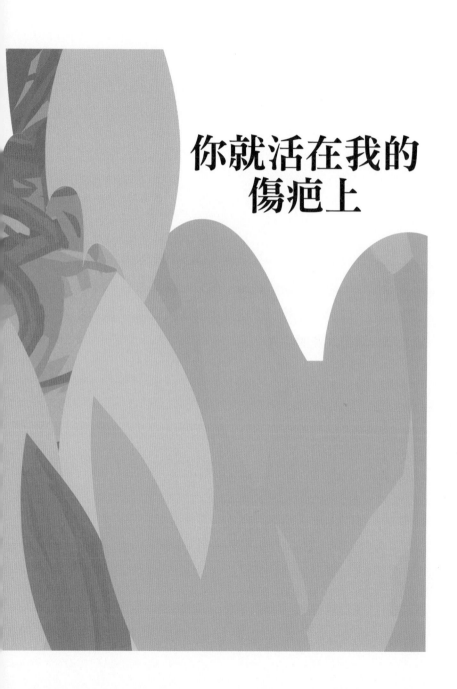

你就活在我的
傷疤上

　　住在加護病房，與外界隔絕，失去好友的消息，還可以瞞得住，讓豪哥安心養傷。最擔心病況進步，轉出加護病房，開通了電視、網路與手機通訊軟體，重生的喜悅竟伴隨著沈痛的失去……

　　經歷兩次清創、一次植皮手術的豪哥，人如其名，在塵爆傷者中算是「輕傷」的他，不只努力想讓自己好起來不讓家人擔心，在加護病房裡也頻頻詢問住在其他醫院的同學的傷勢，因而，好哥兒們傷重不治的消息，大家一直刻意隱瞞，不敢告知。

　　第一次和家人會客時，爸爸眉頭深鎖，一個字都說不出來，豪哥趕快說：「爸，我沒事。」沒想到爸爸就哭了，這一哭，豪哥嚇一大跳，平時總覺得爸爸嘮叨、又很 Man，原來竟是這麼擔心他，豪哥也跟著哭了。

　　會客結束，爸爸要離開前，豪哥終於鼓足勇氣的說了：「爸，我真的很愛您。」

　　後來，又到了視訊會客時，豪哥很嚴肅的告訴妹妹：「妳要想好妳的未來，要做什麼？」

　　陪在一旁的護理師康芳瑜不禁心中感慨，雖然這話題有點沉重，不過一場突來的災難，很明顯讓豪哥瞬間長大了！

　　還躺在病床上的豪哥總是會和大家分享，未來要用兩倍的力量去付出，要踏踏實實做好每一件事情：

「我真的是想，第一，我要好好的活下去；第二，躺在病床上，我就回想自己這二十年過得是什麼樣的生活？把這件事當作一個關卡，過了之後，我要重新面對人生。大家應該都一樣，都是死過一次的人了，有第二次生命，把握人生的態度，一定要非常積極。」

聊天時，提到家人，豪哥直說不能沒有他們。

豪哥感性的跟病友們談到：「記得我媽說，我在加護病房時，她晚上根本都不敢闔眼睡覺，我一個人，讓全家都這麼擔心，家人真的是很重要，大家有想過家人對我們有多好嗎？但家人對我們的好，也不是單方面應該的。我家人每天一下班、一下課，沒有休息的就趕來看我，我真的很感謝他們、愛他們。」

豪哥要轉入普通病房前，家人和他的主治醫師王樹偉達成共識，由樹偉醫生來告知這個壞消息。

樹偉先試著在多次聊天中「打預防針」：「無論可能聽到哪種噩耗，要有心理準備，而且要更努力恢復，因為你是不幸中的大幸，是我們醫院恢復最快的第一名。」

　　七月十日轉到普通病房時，樹偉拿著豪哥已經半個月沒摸到的手機說：「你的兄弟們受傷程度有輕有重，他們的消息，你從手機就看得到，陳同學因為燒傷實在太嚴重，已經離開我們了。」

　　豪哥頓了幾秒鐘，因無法接受而嚎啕大哭。

　　媽媽握著豪哥的手頻頻安慰。

　　最後，樹偉醫師留下來單獨和他談話：「你可以哭，不過別在家人面前這麼難過，他們會擔心你，怕影響病情。以後想起陳同學的時候，還是會很心酸難過，不過一段時間後，你會覺得他只是出了遠門……」他篤定的說：「你送走了一個兄弟，又多了我這個兄弟，我會陪著你。」

　　幾天後，心情平靜下來，豪哥希望自己可以去參加好哥們的告別式，很努力想讓自己好起來，這天，王樹偉將覆蓋植皮的紗布拿掉，檢查後，確認百分之九十九的植皮成功，癒合情形非常好，肯定的告訴他，能如願出席告別式，豪哥開心的對著天上說：「保佑我！我可以去送你了！」

　　理個清爽的髮型，一身黑衣，豪哥在媽媽的陪伴

下，一跛一跛勇敢的踏進告別式會場，將悲傷的心情轉化為堅強的力量，看著靈堂上的照片，他默默的說：「接下來的日子，你就活在我的這些傷疤上，傷疤在，你就在，所以我想你是永遠都在了。我一定會做出些什麼讓你驕傲的，等到那一天，再跟你盡情分享。」

　　七月二十三日，豪哥出院了，是臺北慈院首位出院的傷者。

　　醫療團隊都為他歡欣鼓舞，而早在他要出院之前，為了解家裡的出入動線和傷口照護是否有需要協助的地方，張耀仁副院長、社服室、護理部、人文室同仁和社區慈濟志工一起先到家中拜訪，江爸爸、江媽媽親切的帶著大家參觀居住環境，評估動線是否通暢。

　　原本相當憂心兒子返家後要如何照護，因為有醫療團隊先幫忙評估，家屬逐漸建立起了信心。

　　江爸爸說：「謝謝慈濟醫院把孩子照顧得這麼好，也細心的幫我們安排後續的事情，讓我們安心不少。」

　　面對這場意外，豪哥有感而發：「我把這次受傷的人都當成生命共同體，不幸中的大幸，如果能讓自己

更好的事為什麼不做？如果大家有放棄的念頭，一定要想辦法讓自己變得更好，遇到問題就是要去解決，我相信大家一定可以做得比我更好。」

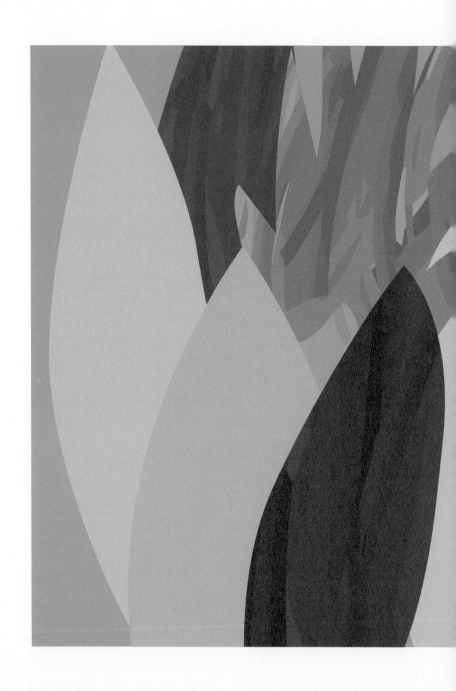

最後一位出院的
點點

　　燒傷程度 65% 的點點，經過 4 個月的搶救與治療，克服插管、洗腎、裝置葉克膜、7 次清創以及 4 次植皮等重重難關，終於轉危為安，恢復狀況良好，10 月 30 日，點點出院了。

　　燒傷的病人即使兩個月後都還是有死亡的可能，每個階段會遇到的難處和難度都不同，儘管在最重要的二十四小時內搶救順利，接下來的每一天仍然不能掉以輕心。

　　收治初期，三位整形外科醫師幾乎全天都在開刀房裡，十二位病人輪流清創，往往一天要開刀十多個小時。林仲樵醫師始終戰戰兢兢，用最慎重的態度來面對，但他一有空還會親自去幫病人換藥，以確知傷口癒合情況，尤其是點點（化名）和小珮（化名），燒傷程度都在百分之六十以上，是他最放心不下的病人。

　　「我真是超擔心的，可能才剛當主治醫師，並沒有很多燒燙傷的治療經驗，一方面很怕被批評沒有燒燙傷病房還收病人？但是盧主任堅定地說，不會，可以做的我們盡量做，因為大家都一樣，整個北部醫院都是用僅有的資源來搶救病人。聽完主任的話，我才放下心來照顧病人，但是每天回家後一顆心都懸在那裡，想著會不會接到病人情況變壞的通知，就是很擔心、很擔心……」

　　有一天點點突然說：「我想吃豆花。」能自己進食

是好現象，不過仲樵醫師耐心地安撫：「那就吃單純豆花就好喔，不要加其他料像珍珠啊之類的，怕會嗆到。」

當家人買來豆花，由護理師一小口一小口餵她吃時，點點看來好滿足，大家也替她開心。

可是過沒幾天的一早凌晨五點，點點的情況急轉直下，血氧值很低拉不起來、呼吸窘迫症、敗血性休克、肺部變白……仲樵接到電話，趕到醫院，病況之差讓他當下以為點點可能一到兩天就會走掉。

護理師巧如剛好輪值，正想等會兒要好好鼓勵點點，才踏進加護病房，就看到一群人圍著進行急救，她的心揪了一下，「怎麼會變成這樣？前兩天不是還好好的，還跟我說話？」

她有些不知所措，但一直努力告訴自己，現在自己的角色是護理師，不是家屬，要拿出專業來加入搶救……，可是眼淚還是忍不住滑下來，「想到家屬在外面一定很焦慮及緊張，又想到若這是我的小孩，我能承受得住嗎？」

雖然立即進行各項急救但成效不佳，純德主任馬

上做了兩項重大決定，一是立刻裝上葉克膜，二是進行全面植皮。這是相當關鍵的一天，開刀房內場面非常浩大，全都是重要機器、管路圍繞著點點，葉克膜、洗腎機、植皮機……，動員將近二十位醫護人員，一般植皮至少要四小時左右，大家用最快的速度、最大的人力，在兩小時內就完成全面植皮，把能補的皮膚全部補起來，杜絕任何感染的可能。

　　不只如此，包括腎臟科、心臟科、胸腔科……等團隊，也全力加入搶救。

　　面對四位插管病人的胸腔內科主治醫師吳燿光，一開始就忙著搶救他們關關難過的急性肺傷害、成人呼吸窘迫症等狀況。這一天，當他看到點點的 X 光時，心情更是沉重，因為即使為點點插上了氣管內管，使用呼吸器，小心避免氣胸，情況仍然不樂觀。

　　在專家會議上報告時，他憂心地說：「我們感覺快要失去這個年輕的生命了。」

　　現場沉默了一會兒，院長輕輕地說：「不可以！」

　　不可以放棄任何一個希望、任何一個機會。燿光明白，院長指的是再想想辦法，全力搶救。

　　腎臟外科彭清秀醫師，在塵爆當晚就是內科的總值班醫師，忙碌了一夜回到家後根本睡不著，想著這將是一條多麼漫長的復原道路……是的，緊接著，腎臟科團隊面臨的是病人的急性腎衰竭等等危急狀況。

　　「洗腎不困難，但當病人的尿液開始減少時，死亡機率馬上加倍，大家就更緊張，我們當然不希望每個病人都洗腎，必須想想看，除了洗腎之外，還有什麼方法？」

　　一旦皮膚受損，最容易產生細菌感染，最怕碰到敗血性休克，病人上一小時還好好的，下一小時突然就出現血壓不正常，連意識都不清楚……就是因為細菌釋放大量內毒素造成的；一旦大量內毒素釋放出來，即使再怎麼搶救，都有可能回天乏術。

　　點點的情況如此危急，洗腎已經緩不濟急，在得知日本發明的特殊人工腎臟可以有效吸附內毒素，他非常興奮，但是……

　　「這種特殊人工腎臟很貴，一只要價十五萬，一個病人就需要兩只，費用，相當高……」

　　趙院長毫不考慮地決定：「當然要用，只要能帶來

存活機會的治療方式，都一定要用。」

　　靠葉克膜維持生命，洗腎機二十四小時維持功能，氣管內管、導尿管、鼻餵管……點點全身幾乎滿滿都是管子，每一次動手術，都是大工程。

　　麻醉部主任黃俊仁感受更是強烈，「病人身上的管路唯一能暫停的，就是洗腎機，從加護病房送到手術室，可以先暫停洗腎機，到手術室再裝上，但是其他儀器、管路都不能停，這短短三十公尺的路，走得非常小心，十四位醫護人員各有職掌，幾乎踏出每一步，每個人都問，可以嗎？有跟上來嗎？管路有沒有拉到？最大的考驗是轉彎，每一個動作都要非常協調，因為是在幫病人渡生死河，順利到達手術室後，洗腎機就定位，手術才能開始進行，這時，大船師的工作就完成了。」

　　這一幕畫面令他常常想起《無量義經》：「大醫王，分別病相，曉了藥性，隨病授藥；大船師，運載群生，渡生死河，至涅槃岸。」準備將病人從加護病房送到手術室的這種種準備及運送路程，比一般的病人還要多出兩、三倍的時間，就像是在渡生死河，每一次手術

結束，十四位同仁再度扮演大船師，把病人送回加護病房。

雖然每個家屬都會很著急，會一直反覆問病情，有時語氣比較急，但點點的父母相對沉著許多。當女兒的病情一度危急時，身為主治醫師的仲樵忐忑地說明，媽媽卻仍然平靜地說：「謝謝，醫師你就盡力做。」

仲樵誤以為她沒聽懂，把嚴重性再講一次，甚至連自己都不忍心到想落淚了，點點媽媽卻始終相信女兒一定會好轉，始終保持信心，甚至微笑回答：「我知道你們一定會努力會盡力的，謝謝！」

仲樵明白了，媽媽不是否認或假裝聽不懂，而是想藉由自己的保持信心，給女兒力量。

放手一搏救治的同時，點點病危的消息還是要告知家屬，擔心點點的雙親一時難以承受，院方請志工們幫忙鋪路，鋪一條心靈之路，讓家人先做好心理準備，認清點點很有可能隨時會走，以免事情發生時無法接受而崩潰。

接到消息，志工周明雪先深呼吸後，和幾位志工

像溫馨座談般圍著這對父母，試著引導一個善解的觀念：「其實未來的這條路真的很漫長，有時候孩子留下來，反而是一件很很痛苦的事，那萬一怎麼樣……我們也好好地祝福她……」才剛開場，稍微提了一下而已，平常都充滿笑容、溫柔的媽媽，突然間表情非常嚴肅，很鄭重地打斷志工：「我相信我女兒一定會好的。」而且是夫妻同聲，爸爸也是如此，那神情充滿決心：「我們會用所有的一切去守護女兒。」

志工沒能再往下說，只能順著他們的心意回應：「醫護人員會盡全力去搶救的……」他們宛如刺蝟的武裝才鬆懈下來。

這段期間，點點的媽媽不但發願吃素，幾乎每天早上都去薰法香、聽上人開示，心意之虔誠、力量之絕對，令志工深深動容。

從 6 月 27 日送到加護病房，媽媽幾乎是寸步不離醫院，期間，情同母女的婆婆往生，她悲慟欲絕，一直以來表現相當堅強的她，終於承受不住而落淚：「婆婆走了，女兒不可以也走；婆婆會不會把點點也帶走？」志工邱清香一直陪著她，頻頻安慰：「不會不會，妳不

要胡思亂想，不會這樣的。」

　　就在搶救最緊張的這段時間，仲橰接到一通電話，自己的外婆因大腸阻塞、血液感染而緊急動手術。小時候是外婆照顧長大的他，感情非常親，此刻這消息讓他內心非常煎熬，放心不下點點的病情，又心繫外婆，情緒紛亂，「身為醫生，最難過的莫過於家人生病，自己卻使不上力……但我知道，這裡更需要我。」

　　除了病危的點點，還有其他三位病人同樣需要照顧，仲橰也只能暫時放下思親之情，所幸純德主任和樹偉，周末主動幫忙分擔工作，讓他能安心回去陪伴外婆。連續一個月，仲橰在周六早上忙完後，中午就趕回南部探望外婆，周日晚上再回臺北。

　　幸好點點的情況越來越好，先是順利撤掉葉克膜，之後再撤掉洗腎機，接著拔除其他管線，所有的器官慢慢回到正常。大家都很期待點點何時可以拔管？這讓負重責大任的胸腔內科主任燿光感到壓力很大。在做氣管鏡時，確認呼吸道沒有受到傷害，終於順利拔管了——這代表，點點安全地度過危機了。

　　在生死河上，醫療團隊終於拔贏了，仲橰心中有

說不出的感激，他明白治療的成功，不是一個人，是一個團隊的力量，才有可能化險為夷。這是一股很大的力量啊，有社會的力量，醫護人員的力量，還有家屬那種堅定、守護孩子性命的力量，就是這些力量所產生的奇蹟，給了點點重生的希望。

在點點使用葉克膜的那段日子，即使昏迷，家人也持續呼喚她，心理師黃曉芳還在病床邊讀朋友們寫來的信，不斷鼓勵，等到她醒來，曉芳說：「妳都不知道自己有多麼勇敢，撐過了這麼多難關！」知道自己在鬼門關走了一遭，點點哭了，兩人淚眼相對，曉芳幫她擦眼淚，自己也不斷落淚。

儘管救回來了，可是點點的皮膚生長情況仍然不佳，已經補好的皮膚還會再脫落，這讓仲樵依然放心不下：「我擔心的是，會不會越脫越多，影響復原，如果……大家好不容易把她搶救回來……我每天壓力還是很大……」

仲樵不斷和純德主任討論更好的方法，每次清創、植皮時，一再調整換藥方式，使用遠紅外線機器照射，同時做高壓氧治療、補充維生素和鋅離子。復原情況

有了良好的進展，本來體表面積在治療後總會又出現20%的傷口，之後慢慢縮小到剩下 1%，然後皮膚恢復了穩定生長，傷口不再反覆出現。

高壓氧治療能加速傷口復原，高壓氧中心主任洪碩穗醫師說：「病人在高壓艙內，頭戴氧氣面罩，吸入100% 純氧，血中含氧濃度可比平常提高將近 20 倍，改善組織缺氧及促進傷口癒合，並增強白血球的殺菌能力，植皮後做高壓氧治療有助皮膚順利生長。」

「很謝謝盧主任和王醫師，尤其是盧主任很有經驗，一直帶著我們，三個人總是一起處理問題，讓我們心裡比較有些底氣，就算遇到什麼事也不會亂了手腳。」仲樵不只想感謝團隊，還要感謝其他病人。因為整形外科醫師們都集中心力在塵爆傷者身上，院長也請各科幫忙照顧其他病人，甚至，就連平日門診的病人也少多了。

一個月後，當一些慢性病人回來看診，仲樵詢問近況時，他們說：「我知道你們這段時間很忙，沒什麼特別大的問題就先等著，想說慢一點再來看醫生。」沒想到這些平日固定回診的病人，也貼心的想減少醫護

人員的工作量，真是窩心。等到塵爆病人陸續轉到普通病房，仲樵才從極度忙碌的狀態下恢復正常。

有一種辛苦，雜糅了許多的情緒，是責任、是犧牲、是使命、是奉獻、是不顧一切的付出、更是幸福……醫療團隊也有自己的家人，當他們在醫院裡，為了病人不分日夜時，這些家人們為了支持他們盡全力救人，同樣盡力護持。

「幸好父母剛好來臺北，就多住了一周，每天幫我準備食物，我覺得好像吃什麼都吃不飽，食量相當大，其實是因為體力耗損非常多；也幸好外婆的身體慢慢好轉，出院回家了。真的很感謝我的家人在這段時間的支持，讓我能無後顧之憂、能專心照顧病人。」

每天，這些傷者好轉了，大家都替他們開心；傷口又變化了，就覺得很擔心。仲樵感慨地說：「是那種共患難的感覺，看到他們會覺得很親切，從一開始擔心病情有變化，每天都向家屬解釋病情，安慰著他們的情緒起伏，大家都不確定未來到底會怎麼樣……到出院，有種一起撐過苦難日子的感覺。」

燒傷程度65％的點點，經過四個月的搶救與治療，

克服插管、洗腎、裝置葉克膜、七次清創以及四次植皮等重重難關，終於轉危為安，恢復狀況良好，10月30日，點點出院了。

　　每一位出院的塵爆傷者，院方都會替他們舉辦溫馨的出院歡送會，並送上大蛋糕慶祝重生。最後一位出院的點點，除了親筆寫下卡片，感謝醫療團隊盡心盡力的照顧，也堅強地說：「想要回到以前的生活，就一定要忍！謝謝院長爸爸每天一早就來看我，醫療團隊沒有放棄我，努力尋找最適合我的方法，我會更珍惜生命，才不辜負大家一直為我加油、幫我恢復到這麼好。」

　　勇敢的點點，出院半年後，親自寫了一封信，給她近五百位的戰友們：

　　誰也沒有想到去水上樂園參加一個派對，會變成上演絕命終結站的主角。

　　當下那種無助，或許只有在場的人群能體

會……四周皆是陌生人，腳痛到不能走，看著自己全身的皮與身體分離，地板上都是皮與血，整個八仙樂園充滿不停的哀嚎尖叫聲……

125 天的日子，我踏出了臺北慈濟醫院，聞到戶外的味道，那感覺是多麼的美好，或許一般人沒有太大的感覺，但對於從鬼門關被救回來的我們，這種感覺真的特別感動。

剛進陽光基金會復健時，心裡有很多害怕，還記得因為膝蓋角度問題，對於一般人簡單的蹲下動作，我卻因為剛出院、又沒有體力及傷疤的關係，膝蓋不能彎曲，我哭了。

但我又很愛面子，復健的人實在太多，只能擦乾眼淚站起來繼續，當時我恨透了復健、恨透了好多事情，為什麼自己要過這麼痛又這麼辛苦的生活？每天最怕的就是復健老師要求我躺在治療床上拉腳，因為那種痛，真的比下了十八層地獄還要更十八層。

　　但是透過每天復健，身體進步很多，現在的我已經不害怕，疼痛感減少到很低，也不再需要每天以淚水洗面做復健。

　　因為腳傷得很嚴重，腳板完全無法做抬起的動作，神經也受損，導致我走路很困難，看著大家都能好好地走路，其實心裡沒有很好過。我也想走路去自己想去的地方，和朋友到處去走走，自己一個人悠閒地散步，陪著我想陪伴的……雖然現況不允許，但我相信我的未來一定可以！

　　因為這場災難，認識了很多朋友，我們每天一起更進步一點，這也是我們互相陪伴的動力。我要跟在這場意外發生的近五百位戰友們說：

　　不管現在的路有多難走，又或者有什麼難過低落的時候，不能放棄！哭一下，哭完情緒整理好繼續站起來。一直抱怨、一直低落沒有用，該面對的還是要面對，我這麼愛哭怕痛的人都撐到現在了，

相信你也能很勇敢、很棒，未來的我們，更獨一無
二，一定能站起來，讓大家看到我們的堅強！

　　　　　　　　　　　　　　　　　點點

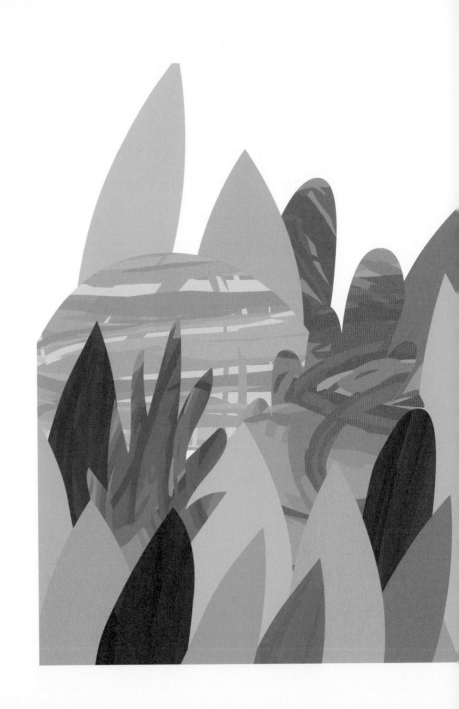

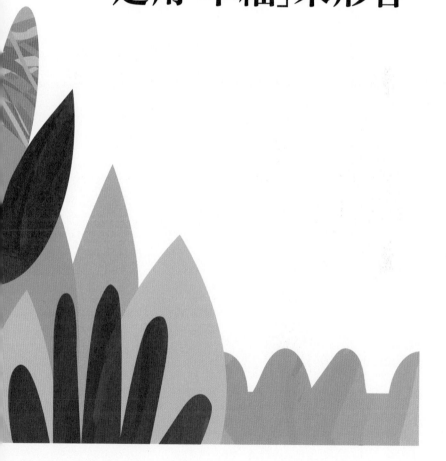

有一種辛苦
是用「幸福」來形容

　　有一種辛苦，已經無法用「辛苦」來形容；它雜糅了許多的情緒，是幸福、是責任、是犧牲、是使命、是奉獻、是不顧一切的付出……

　　家人，不僅是傷者的持力量；家人，也是醫療團隊背後最大的支持力量。

　　醫療團隊也有自己的家人，當他們在醫院裡為了病人不分日夜時，這些家人們為了支持他們盡全力救人，同樣盡力護持。

　　塵爆發生後，護理師洪巧如就告訴讀小學的孩子：「這一陣子媽媽會很忙，無法照顧你們，要乖乖聽阿嬤的話。」沒想到平時早上都要叫很久才會起床的孩子，那段時間竟然一下子就起床了，還自己穿戴好去上學，貼心地說：「媽媽妳趕快上班，要好好照顧那些大哥哥大姊姊喔！」

　　這些無法一一細數的小故事，卻是醫療團隊身後很重要的一股力量，當沒有人幫你照顧堂上父母、照顧孩子的時候，你還能不顧一切去付出嗎？家人的成全，正是愛的來源和動力。

護理團隊致所有塵爆傷者

　　所有塵爆傷者，所有親愛的你，謝謝你們堅持到最後，雖然，曾有人要出院時反而哭了起來，「我

其實很害怕出院，因為要面對更多的困難，怕別人的眼光，怕復健之路很漫長。」但醫療團隊的全心付出，隨著你們病情慢慢好轉，看著你們用包滿紗布及治療巾的雙腳，勇敢踏出浴火重生後的第一步，你們每一次的努力，都讓我們覺得，一切辛苦都值得了。

醫護團隊不捨的是，死裡逃生之後，這群年輕人與照顧他們不離不棄的家人們，要面對的是身體的病苦、換藥的吃苦、擔心的心苦、復健的痛苦、照顧的甘苦、謀生求學的辛苦，但這些心苦與辛苦，因著來自醫療團隊、來自社會許許多多的愛與關懷，漸漸轉化為滿懷感恩的另一種幸福……

小玉還住在護病房時，到了視訊會客的時間，都會面帶微笑，與家人有說有笑，還會告訴家人：「加護病房裡的姊姊們都很照顧我，我都有乖乖聽話，現在都很好，不用擔心。」

但，其實換藥時，她總是全身發抖，哭著喊痛，卻要求自己視訊時要堅強，保持微笑，就怕家人擔心。

　　廷哥學會忍耐，在換藥時即使很痛，也盡量不叫不哭：「如果父母聽到我在哭，一定也很難過，所以我不哭。」

　　撐過換藥的煎熬後，二十歲的妹妹在視訊時第一句話是：「爸爸你還愛我嗎？我真的應該聽您的話，不要去參加這個活動。爸爸不要難過，對不起！」爸爸強忍淚水：「只要妳好起來，要去哪裡，爸爸都帶妳去。」

　　羨哥和爸爸的互動一直很淡定，總是很安靜，社工們常鼓勵爸爸要多表達自己的愛。有一次，爸爸就很仔細地把羨哥朋友們傳來的關心和祝福一一抄下來，視訊時一條條念給兒子聽，每念完一條就打個勾，怕自己遺漏，等到全部念完了，羨哥突然就說：「爸爸我愛你。」爸爸愣住了、沒講話，羨哥又講一次：「爸爸我愛你。」這時他好像才回過神來，接著說：「爸爸也愛你，爸爸以你為榮。」兩個大男人講出這些話後還是很淡定，反而是一旁的社工感動到眼淚奪眶而出。

　　燒燙傷病房有一條很長的走道，小玉在最後一床，可以復健時，本來是希望她能下床來，用自己的雙腳

滑動輪椅，以訓練下肢的力量，但當時她已經躺床好幾周了，雙腳也布滿了傷口，還有紗布和繃帶，要復健其實非常辛苦。

第一天準備下床復健時，思瑋護理師抱起她、坐到輪椅上，鼓勵著她：「要不要試著自己移動到朋友的病床邊，替她加加油呢？」

小玉的朋友，正好在第一床，她要從最後一床滑動輪椅到第一床，可想而知，是多麼大的挑戰，思瑋正希望讓這件事成為動力，幫助小玉有勇氣做復健。小玉說好，自己試著推動輪椅往前走，一步步移動時，第一站先到了隔壁床，對方瞪大眼睛看著她，一臉不可思議，小玉說：「你也要加油喔，你也要下來復健。」

彷彿獲得力量，小玉又一小步一小步往前走，就這樣一床一床鼓勵所有的病人，終於走到第一床時，她已經滿頭大汗，氣喘吁吁，但整個人看起來是非常快樂的：「我做到了啊！」

初期，病人需要的是醫護人員的搶救來度過危險期，但是度過危險期之後呢？就像這條長長的走廊一樣，他們的未來是一條很漫長的路。思瑋見證了這一

幕，覺得最感動的，就是像小玉這樣親身去鼓勵每一位病人，她也希望這些病人將來都能相互扶持，一起走下去。

小玉媽媽的感恩

這個意外雖然很可怕，但遇到了，就要去面對，我再怎麼唉聲嘆氣再怎麼悲傷，對女兒都不會加分，她能快樂起來我們也就安心了，所以我們做父母的更要保持正向的心念，來陪伴孩子走過這段路。

不過，其實我很佩服我女兒，快要一年過去了，她很認真在復健，按部就班堅持每一個過程，目前恢復情況都很好，只剩下手的問題比較困難，她就把握機會做串珠，幫助手的運作更靈活，復健效果能夠很好，真的都是靠她自己很努力不放棄。

小玉不但能自己出門搭捷運去做復健，還會到醫院去探望其他塵爆戰友，每次聽到她在跟別人分享及鼓勵，我真的會哭，覺得自己的女兒好勇敢，覺得這個孩子真的長大了，讓我們做父母的很驕傲

有這麼堅強獨立的好孩子。

　　復健過程是很辛苦的，我們不是那個受傷生病的人，怎麼能完全了解他們的痛苦，所有的塵爆傷者都很需要加油打氣，需要很多的祝福，希望大家能繼續給他們很多的愛，讓每個人都有勇氣支撐下去；但我也要跟這些孩子說，家人雖然是最堅強的後盾和靠山，然而最強而有力的希望，還是要自己站起來，提起信心堅持走下去。

　　這一路走來要感謝很多人：

　　小玉沒有因此意外而休學，因為學校的校長和老師都很幫忙，盡力想幫助孩子完成學業；她自己也把握時間善用視訊上課，不間斷自己的學業，老師甚至來家裡教她怎麼做復健；出院這麼久了，護理師們也會利用休假日來看看小玉，帶她出去吃飯，一直持續關懷。這些對小玉都是很大的鼓舞，她回到臺北慈濟醫院時，都會去看看當初照顧她的醫護人員。

　　這些事情，不是三言兩語可以講得完的，我常常跟家人說：「要怎麼回報這麼多的關心和祝福？就只有幫助孩子們學會正向面對，回到正常生活，將來做個利益社會的人，做一個有用的人，以此來回報大家了。」

　　我女兒讀護理系，她沒有因為這個意外而自暴自棄，還是堅定信心，希望以後也能當一個護理師能幫助人。她的信念讓我很感動，我真的以這個孩子為榮，也謝謝所有人的關心和祝福。

後記

　　2015 年 6 月 27 日那一夜，數千位年輕人聚集在新北市八里區的八仙樂園參加彩色派對，哪知道歡歡喜喜度周末，卻發生粉塵爆炸意外，近五百個家庭一夕之間瀕臨破碎，臺灣醫療體系也遭受巨大衝擊。

　　大約晚間八點半意外發生後，隨著現場受傷人數不斷攀升，新北市消防局於晚間八時四十一分通報內政部、衛生福利部，啟動「大量傷病患緊急醫療救護機制」，北部各醫療院所陸續召回輪休或已下班的醫護人員，也有許多醫護看到新聞報導後，自動趕回醫院，皆全力投入搶救傷者。

　　根據衛福部「八仙樂園粉塵暴燃事件」的統計，共有四百九十九位嚴重燒傷病人，平均燒傷面積約 41%，燒傷面積大於 40% 之傷病患計有二百六十人，其中 80% 以上傷者人數共三十人，全臺灣共計五十二家醫院投入照護。此意外一共造成十五人往生，但遠低於傷亡預估逾五十位，國際醫界視為醫療奇蹟。

　　搶救期間，衛生福利部除緊急自國外採購七十萬平方公分的大體皮膚，並於 7 月 3 日啟用「八仙塵爆事件醫療捐贈物資調度系統」資訊平臺，彙整調度捐

贈之藥品、醫療器材及大體皮膚等醫療物資。同一天亦建立「加護病房調度機制」，由各區 EOC（區域緊急醫療中心）盤點燒燙傷加護病房及其空床數，積極協助轉診需求。

此外，衛福部亦啟動社工關懷或與進駐醫院協助，並舉辦「燒燙傷病人 PAC 計畫專家會議」，邀集新北市衛生局、衛福部醫管會、整外醫學會、復健醫學會、物治公學會、職治公學會、聽語學會、語言治療師公會、臨床心理師公會、醫務社工協會、陽光基金會、社會心理復健協會、臺灣醫院協會、社區醫院協會及臺大等收治醫院共同研商與規劃。

由中央與新北市政府成立「627 燒燙傷專案管理中心」網頁顯示，各界愛心捐款累計總額為 16 億 8,419 萬 5,757 元；外加特殊款 1 億 5,000 萬元。規劃每一位傷者於急性醫療期結束後的延續性服務內容，包括重建、復健、就養、就學、就業等需求，長期陪伴傷患及家屬後續之身心與生活重建。

感恩臺灣醫事從業人員，自動延遲下班，甚至放棄休假，爭取治療的黃金時間，全力救治傷者，也感

恩社會大眾與政府全力支持，不惜成本採購醫材，展
現團結力，締造臺灣醫療愛的奇蹟。

參考資料來源：

＊衛福部持續八仙樂園粉塵暴燃事件處理說明
http://www.mohw.gov.tw/cht/BLAST/DM1_P.aspx?f_list_
no=878&fod_list_no=0&doc_no=53338

＊衛生福利部因應八仙樂園塵爆事件大事紀
http://www.mohw.gov.tw/cht/BLAST/DM1_P.aspx?f_list_
no=886&fod_list_no=0&doc_no=50020

＊「627 燒燙傷專案管理中心」網頁
http://627.ntpc.gov.tw/

附錄一

2015 年八仙塵爆
臺北慈濟醫院關鍵記事

06/27

- 20：40 新北市八里區八仙樂園粉塵派對發生爆炸意外。
- 21：00 趙有誠院長請急診部楊久滕部長，聯繫新北市消防局。
- 21：20 左右，趙院長知會院部主管待命。
- 21：30 趙院長通知急診室待命。
- 22：00 左右，救護車致電急診室可能須接收病人。
- 22：47 第一位傷者由家屬自行送至臺北慈院急診室。
- 23：02 第一輛救護車送來傷者。啟動大量傷患模式及調床機制。緊急召回 120 多位同仁，加入急救行列，慈濟志工亦緊急動員，陪伴膚慰。

06/28

- 至凌晨 00：33 止，共收治 13 名重症病患，平均燒傷

面積 60%，經急診處理後，全數安置於加護病房。

● 下午趙有誠院長代表證嚴上人致贈每位傷者三萬元急難慰問金與祝福信。

● 新北市政府到院成立八仙樂園傷患聯合服務中心。

● 晚上花蓮慈濟醫院護理師陳玫君、王鐸蓉，到臺北慈院緊急支援。

06/29

● 趙有誠院長於慈濟部召開緊急會議，指示後續因應措施。

● 臺北慈院設立專線電話，提供八仙塵爆相關諮詢服務。

● 舉辦祈福會，共三百多人與會，齊為八仙塵爆虔誠祝禱。

06/30

● 外科加護病房設立燒傷醫療專區，採用清淨度正壓空調，進行動線規劃及管制，將 12 位傷患集中於專區照護。

● 資訊室架設無線網路設備，家屬改採視訊會客。

● 中午 12：30 於外科加護病房討論室召開第一次專家

會議。

07/02

● 舉辦「八仙塵爆傷患鼻十二指腸管營養治療」記者會。

07/05

● 趙有誠院長與慈濟志業體主管齊至陽光基金會商討合作機制。

07/06

● 舉辦「掌握復健黃金期 減低肢體攣縮苦」記者會。

07/08

● 陽光基金會職能治療師與社工師來院，共同討論傷患後續的復健計畫。

07/10

● 第一位加護病房塵爆傷者江同學轉至普通病房。

07/11

● 院內舉行「愛膚傷 迎陽光」祈福會，共八百多人為塵爆傷者祈福。

07/12

● 上午 10 點召開記者會，說明 93% 燒傷面積的小雪已於清晨往生。363 位慈濟志工為小雪助念。

07/13

● 鄭同學轉至普通病房。

07/14

● 陽光基金會舉辦八仙塵爆事件家屬座談會。

07/17

● 張耀仁副院長與醫療團隊進行江同學出院前家訪。

● 周邊血管團隊黃玄禮主任打通張同學腹股動脈的血管。

07/18

● 陽光基金會陽光之家杜秀秀主任，於臺北慈濟醫院國際會議廳講授「燒傷者身心理重建歷程」課程，透過視訊連線，全臺超過四千名慈濟志工共同參與課程。

07/20

● 截肢病友周亞青現身說法，讓家屬了解後續生活情況。

07/21

● 基金會同仁與志工團隊到院討論病人返回社區後續陪伴服務。

07/22

●黃先生轉至普通病房。

07/23

●舉辦江同學出院記者會。

07/24

●院方與慈濟志工協助小雪家屬舉辦追思會。

07/27

●獲得衛福部最後兩個日本開發新的自體皮膚移植技術
　名額。

●趙先生轉至普通病房。

07/28

●張同學轉至普通病房。

07/29

●陳同學轉至普通病房。

07/30

●徐榮源副院長與醫療團隊進行鄭同學出院前家訪。

●張同學轉至普通病房。

07/31

●鄭同學出院。

08/01

●彭同學轉至普通病房。

08/03

●林同學轉至普通病房。

08/10

●張同學轉至普通病房。

08/11

●慈友會捐贈一部光療儀，可提供傷患加速傷口復原。

08/12

●黃先生出院。

08/13

●社工師與醫療團隊進行陳同學出院前家訪。

08/17

●陳同學出院。

●加護病房內最後一位塵爆傷者鍾小姐轉至普通病房。

08/21

●張同學出院。

08/26

●彭同學、趙先生出院。

08/31

●張同學出院。

09/17

●張同學、鍾小姐出院。

10/30

●林同學出院。

備註：

花蓮慈濟醫院自 2015 年 7 月 1 日至 2016 年 2 月 5 日陸續收治四位轉院塵爆傷者，皆已出院返家。

附錄二

慈濟關懷八仙塵爆統計數據

志工動員：13298 人次，關懷 424 位傷者。

社區祈福會：14 場，逾 5900 人參加。

熱食供應：13847 份。

環保毛毯：47 件。

福慧床：26 床。

慰問金發放：1,151.6 萬。

祝福金：發給 424 位傷者。

加發往生者喪葬慰問：6 位。

生活補助：6 人。

助學補助：1 人。

備註：
統計數字截至 2015/8/7 為止

慈濟關懷八仙塵爆統計數據網頁
http://www.tzuchi.org.tw/water-park-explosion-relief/

更多有關「八里粉塵爆炸意外慈濟關懷」請參考網頁
http://www.tzuchi.org.tw/index.php?option=com_content
&view=section&layout=blog&id=63&Itemid=750&lang=
zh

國家圖書館出版品預行編目(CIP)資料

紅色九號：八仙塵爆臺北慈濟醫院救
護紀實 / 趙有誠, 臺北慈濟醫院團隊
-- 初版.
-- 臺北市：大塊文化, 2016.08
面；　公分. -- (Care ; 45)
ISBN 978-986-213-718-5(平裝)
1.緊急醫療救護 2.意外事故 3.新北市
415.224　　　　　　105011333

CARE

Good Care ,
Good Living

CARE
Good Care ,
Good Living

CARE
Good Care ,
Good Living

CARE
Good Care ,
Good Living